名老中医验方大全

小方子治大病

李桂香 ◎ 主编

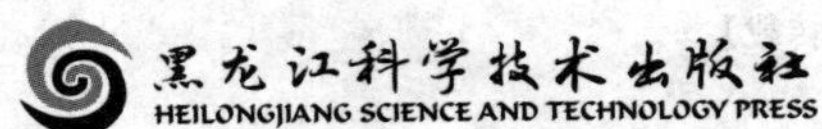

图书在版编目（CIP）数据

小方子治大病 / 李桂香主编. -- 哈尔滨 : 黑龙江科学技术出版社, 2024.9. -- ISBN 978-7-5719-2623-6

Ⅰ. R289.2

中国国家版本馆 CIP 数据核字第 20242ER617 号

小方子治大病

XIAO FANGZI ZHI DABING

李桂香 主编

策划编辑 沈福威 赵叔月
责任编辑 刘路
排　　版 紫英轩文化
出　　版 黑龙江科学技术出版社
地址：哈尔滨市南岗区公安街 70-2 号 邮编：150007
电话：（0451）53642106 传真：（0451）53642143
网址：www.lkcbs.cn
发　　行 全国新华书店
印　　刷 天津泰宇印务有限公司
开　　本 640 mm×920 mm 1/16
印　　张 13
字　　数 170 千字
版　　次 2024 年 9 月第 1 版
印　　次 2024 年 9 月第 1 次印刷
书　　号 ISBN 978-7-5719-2623-6
定　　价 39.80 元

【版权所有，请勿翻印、转载】

前 言

中医中药号称国之瑰宝，其文化博大精深，其内容浩如烟海，所用药物数以万计，各类方剂不计其数。

本书是一部博载民间习用药方为主且兼收医家精论治验的医书，收集了民间流行的验方、偏方、便方等各种小方子，内容包括内科、外科、儿科、五官科、皮肤科、妇科、男科、肿瘤科及常见病的预防、保健的方药与论述。本书在中医辨证用药的基础上，意在采用一些取材方便、配制方便、经济实惠、应用灵活且行之有效的方法治疗疾病。每种疾病项下，先对该病作简明扼要的介绍，后列出小方子，其下标明药味组成、功用、主治、方解或用法等，条理清楚，一目了然。

本书具有“亦精亦博，既简既便，病者可按部稽症，按症投剂，犹如磁石取铁”的特点，得到名人学者的赞誉，并在民间广为流传，具有较高的实用价值与使用价值。

需要注意的是，书中所列药方，有具体名称者均已列出，无名称者不另行命名，尊重原貌；所提及的“病”常常也即指代中医所说的“证”，亦病亦证，不可截然分开，这就体现了中医“辨证论治”的特色。另外，中医讲究“辨证施治”，因个体差异不同，所以小方子也未必适合所有人，建议配合临床检验和医生的建议使用。重大疾病应及时就医。

目 录

第 1 章　内科

第 2 章　外科

第3章　儿科

第4章　五官科

第5章　皮肤科

第6章　妇科

第7章　男科

第8章　骨科

第 9 章　常见病的治疗方法

第1章 内科

1.1 慢性胃炎

慢性胃炎系指不同病因引起的胃黏膜慢性炎症或萎缩性病变，可分为慢性浅表性胃炎和慢性萎缩性胃炎。发病原因尚未完全阐明，一般认为与周围环境的有害因素及易感体质有关，如长期饮浓茶、烈酒、咖啡，食过热、过冷、过于粗糙的食物；长期大量服用非甾体抗炎药；吸烟；细菌尤其是幽门螺杆菌（HP）感染；免疫力低下；继发于其他疾病等。慢性胃炎缺乏特异性症状，大多数病人常无症状或有程度不同的消化不良症状，如上腹隐痛、食欲减退、餐后饱胀、泛酸等。萎缩性胃炎患者可有贫血、消瘦、舌炎、腹泻、出血等症状。

该病属中医学“胃痛”“胃痞”等范畴。其病位在胃，与肝、脾、肾等脏腑有关。本病病因繁多，饮食所伤、情志不遂、脾胃素虚、失治误治等皆可引发。

【方一】加味香苏饮（董建华经验方）

【出处】《中国名老中医经验集萃》

【组成】香附10克，陈皮10克，枳壳10克，炒鸡内金5克，香橼皮10克，佛手5克，大腹皮10克，砂仁5克，焦三仙10克，木香6克。

【功用】调气和胃，疏肝止痛。

【主治】慢性胃炎。症见胃胀多气，时伴隐痛，反复发作，食后脘胀尤甚，不思饮食者。

【方解】本方以香附、陈皮为主药。香附入肝，解郁理气止痛；陈皮理气和胃化湿，为脾胃宣通疏利之要药，具有能散、能燥、能泻、能补、能和之功，与香附相配，既能调气和胃，又可舒肝止痛；配枳壳以破气消积，利膈宽中，能消胃脘胀满，通大、小肠；佐大腹皮下气行水，调和脾胃；香橼皮、佛手宽胸除胀止痛。诸药相伍，共奏行气、和胃、通降、舒肝、止痛之功。

【药理】陈皮挥发油对胃肠道有温和的刺激作用，能促进消化液分泌和排除肠内积气；鸡内金可增加胃液的分泌量、酸度和消化力，使胃运动加强、排空加快；砂仁挥发油能促进胃液分泌，可排除消化道积气，故能行气消胀；木香、佛手能调节胃肠运动。

【用法】水煎服，日1剂。

【按语】如伴见胁肋胀痛、口苦泛恶、肝郁不舒症状者，可加柴胡、青皮、郁金等以舒肝解郁；若伴便秘、腹胀、腑行不畅者，可入酒大黄或瓜蒌、莱菔子以导滞通腑；如伤食生冷，胃寒作痛者，可加良姜或荜澄茄等以行气散寒止痛；如顽固腹胀，反复不愈，则可配用鸡金散（鸡内金、沉香或木香、砂仁、香橼皮等量研末，每服3克，日两次），健胃消胀化滞（亦可用于汤剂）。

【方二】平胃散

【出处】《太平惠民和剂局方》

【组成】苍术15克，厚朴9克，陈皮9克，甘草4克，生姜3片，大枣两枚。

【功用】燥湿运脾，行气和胃。

【主治】慢性胃炎。症见脘腹胀满，不思饮食，恶心呕吐，嗳气吞酸或口苦无味，肢体倦怠，胸闷气短，大便溏薄，舌淡胖，苔白腻而厚者。

【方解】苍术除湿运脾；厚朴行气化湿，消胀除满；陈皮理气和胃，芳香醒脾；甘草甘缓和中，调和诸药；煎加姜枣，其调和脾胃之功益佳。诸药相合，使湿浊得化，气机调畅，脾气健运，胃得和降，则诸症自除。

【药理】苍术、厚朴可调节胃肠运动；陈皮挥发油对胃肠道有温和的刺激作用，能促进消化液分泌和排除肠内积气；生姜可止吐，促进胃液分泌，松弛肠平滑肌；甘草对胃平滑肌有解痉作用。

【用法】水煎服，日1剂。

【方三】楂梅益胃汤

【出处】《江西中医药》

【组成】沙参30克，麦冬、玉竹、生地黄、木瓜各10克，山楂、山药各15克，石斛、乌梅、白芍各12克，甘草6克。

【功用】养阴益胃。

【主治】慢性胃炎。症见胃脘嘈杂，似饥非饥，似痛非痛，口干舌燥，少苔、无苔或花剥苔。证属脾阴不足、胃土燥热型者。

【方解】方中用乌梅、山楂、木瓜、白芍以酸甘化阴，配沙参、麦冬、玉竹、生地黄、石斛等养阴益胃；山药健脾和胃；甘草调和诸药。

【药理】沙参、麦冬、生地黄具有增强免疫力，调节免疫系统平衡的功能；木瓜似有缓和胃肠肌痉挛的作用；山楂促进消化，对胃肠功能具有一定的调节作用；乌梅煎剂能促进胆汁分泌，增强机体免疫功能；白芍与甘草合用，可解除胃肠平滑肌痉挛、镇痛。

【用法】水煎服，日1剂。

【方四】一贯煎加味（赵清理经验方）

【出处】《中华名医名方薪传胃肠病》

【组成】辽沙参15克，生地黄12克，麦冬12克，枸杞子15克，太子参12克，焦山楂30克，乌梅肉15克，鸡内金12克，广木香6克，甘草3克。

【功用】甘寒养阴，和中益胃。

【主治】慢性萎缩性胃炎。症见胃脘灼痛，嘈杂干呕，不思饮食，食后胃脘痞满胀痛，口燥咽干，体倦乏力，舌质红苔少，脉细数无力。证属胃阴不足，胃失濡养。

【方解】本方取太子参、枸杞、山楂、乌梅、甘草之酸甘以化阴，助沙参、生地黄、麦冬滋阴生津之力；鸡内金补胃体；广木香理气，防酸甘之滞，助生生之机。以上诸药合用，益胃阴、养胃体。

【药理】沙参、麦冬、生地黄、枸杞多糖具有增强免疫力，调节免疫系统平衡的功能；乌梅煎剂能促进胆汁分泌，增强机体免疫功能；鸡内金可增加胃液的分泌量、酸度和消化力，使胃运动加强、排空加快；木香能调节胃肠运动，促进胃的排空。

【用法】水煎服，早晚各1次。

【方五】温阳健胃汤（张继泽经验方）

【出处】《中华名医名方薪传胃肠病》

【组成】潞党参15克，炒白术10克，白芍10克，炒枳壳10克，高良姜5克，陈皮6克，法半夏10克，桂枝3克，木香5克，炙甘草3克。

【功用】温运脾阳，健胃和中。

【主治】萎缩性胃炎，伴肠上皮化生。症见胃脘隐痛，胃胀嗳气，大便或干或烂，脉细，舌苔薄白。辨证为中虚气滞者。

【方解】方中党参、白术益气补中；桂枝温经通阳；白芍缓急止痛；良姜温中祛寒；木香行气止痛；陈皮、半夏理气化痰降逆；枳壳破气宽中；甘草调和诸药，共奏温运脾阳、健胃和中之效。

【药理】党参具有保护胃黏膜的功能；炒枳壳水煎液能明显促进

小鼠胃肠蠕动；高良姜低浓度水煎剂对离体肠管有兴奋作用；陈皮挥发油对胃肠道有温和的刺激作用，能促进消化液分泌和排除肠内积气；木香能调整胃肠运动，促进胃的排空。

【用法】水煎服，日1剂，分两次服。

【方六】砂半理中汤（宋孝志方）

【出处】《名医方证真传》

【组成】清半夏9克，制香附9克，高良姜9克，炒枳壳9克（或炒枳实），砂仁9克（打碎）。

【功用】理气散寒，和胃止痛。

【主治】慢性胃炎、消化性溃疡证属寒凝气滞者。症见胃脘疼痛，泛酸嗳气，或吐涎沫，脘腹胀满，痛引胁背或胸中，舌质淡红，苔薄白或白腻，脉沉迟或弦紧。

【方解】方中半夏燥湿化痰，降逆止呕，和中健脾；砂仁健胃理气止痛，化食积；枳壳（或枳实）能消心下痞塞之痰，泄腹中滞塞之气，推胃中隔宿之食，消腹内连年之积，故作为脾胃病之主药；香附疏肝理气；良姜温中祛寒。

【药理】半夏促进胃肠运动，抗实验性胃溃疡；香附可促胆汁分泌，抗炎镇痛；高良姜低浓度水煎剂对离体肠管有兴奋作用；砂仁挥发油能促进胃液分泌，可排除消化道积气，故能行气消胀。

【用法】水煎服，日1剂，分两次温服。

【按语】若口苦吐酸，为胆火较盛，加生栀子6～9克；胁痛较重者，可加川楝子9克；若兼大便干燥或排便困难，为大肠有热，可加大黄2～3克；若腰酸、小腹胀甚，可加沉香末2克（另冲）；同时有小便不利者，可加肉桂末2克（另冲）；若中焦痞满，上下不通，此乃兼有三焦症状，可加黄连2～3克，肉桂末2克（另冲）。

1.2 胃与十二指肠溃疡

胃与十二指肠溃疡是常见的慢性消化系统疾病，又称消化性溃疡。溃疡的形成有各种因素，其中胃酸对黏膜的消化作用是溃疡形成的基本因素。研究表明，胃酸分泌过多、幽门螺杆菌感染和胃黏膜保护作用减弱等因素是引起胃与十二指肠溃疡的主要环节。胃排空延缓和胆汁反流、遗传因素、药物因素、环境因素和精神因素等，都和溃疡的发生有关。临床表现主要有上腹部疼痛，呈慢性、周期性、节律性发作，多为钝痛、灼痛或饥饿样疼痛。此外可伴有唾液分泌增多、烧心、反胃、泛酸、嗳气、恶心、呕吐等其他胃肠道症状。

胃与十二指肠溃疡属中医学“胃脘痛”“嘈杂”“吞酸”等范畴。发病机制较为复杂，但总不外乎脾胃气机壅滞、升降失常、气滞血瘀为患。治疗原则以“理气止痛”为常法，兼以审证求因，辨证施治。根据寒、热、虚、实、在气、在血的不同，分别施以温、清、补、泻、行气、活血等法。

【方一】金延桔槟汤加减（董建华经验方）

【出处】《中国名老中医经验集萃》

【组成】金铃子10克，延胡索5克，香附10克，青陈皮5克，枳壳10克，黄连2.5克，吴茱萸1.5克，乌贼骨10克，煅瓦楞12克，佛手片5克，炒五灵脂10克。

【功用】调气和血，疏肝止痛。

【主治】十二指肠球部溃疡，辨证属肝胃不和、气血瘀阻者。症见胃脘疼痛、呕吐酸水，空腹痛甚，口渴干苦、纳差，大便结、小便黄，舌边紫，苔中心黄腻，脉弦。

【方解】金铃子入肝，行气通滞；香附理气开郁，主入气分，行气之中兼行气中血滞，为气中血药；延胡索活血利气，主入血分，行血之中兼行血中气滞，为血中气药。以上三味配合，活血止痛，理气宽中。陈皮理气和胃化湿，与延胡索、香附、金铃子为伍，既能活血止痛和胃，又能疏肝理气；配以枳壳，消胀除满，通利大小肠；黄连、吴茱萸清火解郁行气；乌贼骨、煅瓦楞止酸；佛手宽胸除胀止痛；炒五灵脂活血化瘀。

【药理】延胡索有明显的镇痛作用，还可以抑制胃酸分泌，保护实验性胃溃疡；乌贼骨、煅瓦楞所含的碳酸钙能中和胃酸，减轻胃溃疡之疼痛；黄连及小檗碱均具有抗实验性胃溃疡的作用；吴茱萸具有对抗胃溃疡，镇痛抗炎的作用。

【用法】水煎服，日1剂。

【方二】温胆汤加味（步玉如经验方）

【出处】《中国名老中医经验集萃》

【组成】竹茹20克，生姜10克，法半夏10克，茯苓16克，陈皮10克，生甘草6克，炒枳壳10克，元胡10克，川楝子10克。

【功用】清化痰热，行气止痛。

【主治】胃溃疡，证属痰热郁阻者。胃脘胀闷疼痛，饥时减轻，食后加重，不喜按压。时有恶心、嘈杂、腹胀、口苦、不思饮、大便干溏不调。舌苔黄白相间而厚腻，脉滑。

【方解】方中竹茹清热化痰；生姜、法半夏降逆止呕；茯苓、陈皮健脾除湿；枳壳、元胡、川楝子行气止痛。

【药理】生姜可止吐，促进胃液分泌，抗溃疡；半夏能显著抑制胃液分泌、胃液酸度及胃蛋白酶活性，对急性胃黏膜损伤有保护和促进恢复的作用，促进胃肠运动，止呕；茯苓对大白鼠实验性胃溃疡有防治作用，可降低胃酸浓度；炒枳壳水煎液能明显促进小鼠胃肠蠕动；川楝子能调节胃肠平滑肌，改善微循环和血液流变学指标。

【用法】水煎服，日1剂。

【方三】化瘀生肌汤

【出处】《北京中医》

【组成】五灵脂6克，当归、延胡索各10克，没药5克，黄芪12克，珍珠末0.3克（冲服），冬虫夏草2克。

【功用】活血化瘀，益气生肌。

【主治】胃、十二指肠溃疡。

【方解】方中五灵脂、当归、延胡索、没药行气活血，化瘀止痛；黄芪补中益气，且有托疮生肌之用；配珍珠末生肌敛疡，促使溃疡面愈合；冬虫夏草大补阴阳之气。

【药理】五灵脂具有抗血小板聚集、镇静镇痛的作用；延胡索有明显的镇痛作用，还可以抑制胃酸分泌，保护实验性胃溃疡；黄芪能降低胃液和胃酸分泌；珍珠末含碳酸钙，能中和胃酸，减轻胃溃疡之疼痛。

【用法】水煎服，日1剂。10天为1个疗程。如症状得到控制改服粉剂，每次服6克，早、午、晚饭前各服1次，3个月为1个疗程。

【按语】胃泛酸有烧灼感者，加海螵蛸、瓦楞子；神疲气短者，加党参；嗳气频作者，加丁香、柿蒂；大便潜血试验阳性者，加阿胶珠、艾叶炭、地榆炭。

【方四】肝胃百合汤（夏度衡经验方）

【出处】《常见消化系统疾病的中医治疗》

【组成】百合15克，甘草6克，柴胡10克，郁金10克，乌药10克，川楝子10克，黄芩10克，丹参10克。

【功用】疏肝理胃，化瘀敛疡。

【主治】消化性溃疡，属肝胃气机失常，气血瘀阻，胃络损伤者。症见上腹部疼痛，吞酸嗳腐，神疲乏力，舌淡红苔薄黄，脉沉小而弦。

【方解】方中百合、甘草调中利气而扶土抑木；柴胡疏肝解郁，活血而止痛；黄芩性味虽属苦寒，但与辛温之乌药相配，能避寒凉之性而取苦降之用，以降胃气；丹参、郁金、川楝子活血通络调气。综观全方，从调畅肝的气机入手，以复其脾胃之升降，从而达到治肝安胃敛疡之功。

【药理】甘草有抗溃疡的作用，可改善胃溃疡面环境、吸附盐酸、改变胃酸胃液浓度，并对胃平滑肌有解痉作用；柴胡有增强机体免疫力、镇痛的作用；乌药可使麻醉犬在体胃肠肌蠕动加速、收缩增强；川楝子调节胃肠平滑肌，改善微循环和血液流变学指标；黄芩能明显拮抗乙酰胆碱所致回肠痉挛。

【用法】水煎服，日1剂。

【方五】马勃散（丁启后经验方）

【出处】《中国名医名方》

【组成】马勃粉100克，鸡蛋壳100克，三七50克，瓦楞壳100克，青木香40克。

【功用】散瘀止血，行气止痛。

【主治】胃、十二指肠溃疡。症见胃脘胀痛，连及两胁，恶心呕吐，口苦吞酸，夜寐不宁，大便溏、色黑，小便黄，舌红苔黄腻。

【方解】马勃辛平，敛疮、止血、解毒；鸡蛋壳咸寒，化痰饮止痛，凉血止血；三七甘微苦温，止血散瘀，止痛；瓦楞壳甘咸平，化痰软坚，散瘀止痛；青木香辛苦寒，行气止痛，清热解毒，散结通郁。诸药合用，咸寒软坚，散瘀止血，行气止痛，故有止胃痛，愈溃疡的作用。

【药理】马勃有促进溃疡面愈合的效用；鸡蛋壳、瓦楞壳有抑制胃酸的作用；三七有很好的抗炎、镇痛、止血作用，可保护胃黏膜；木香能调整胃肠运动促进胃的排空；木香丙酮提取物对胃黏膜有保护作用。

【用法】上药研末，日服3次，每次2～3克，三餐前空服。

1.3 急性胃肠炎

急性胃肠炎是胃肠黏膜的急性炎症，由于饮食不当，食入过多生冷、不易消化、刺激性食物，或摄入被细菌、毒素污染的食物所致。此病好发于夏秋季节，起病急，临床表现以恶心、呕吐、腹痛、腹泻、发热为主，严重者可出现脱水、休克等。可分为三型：以胃痛、恶心呕吐为主者，称急性胃炎；以腹痛、腹泻为主者，称急性肠炎；二者兼有者，称急性胃肠炎。

本病属中医学“呕吐”“胃脘痛”“泄泻”“腹痛”“霍乱”等范畴。多由中焦元气素亏，外感风寒暑湿之邪；或饮食不洁，损伤脾胃，以致运化失职，脾失健运，胃失和降，浊阴内阻，清浊相干，乱于胃肠而成。临床本着“急则治其标”的原则，突出止呕、止泻、止痛，然后针对病因采用散寒、理气、清热、消食、活血、祛湿、收涩、健脾、疏肝、和胃等方法，调畅胃肠气机，使邪去正安。

【方一】葛根芩连汤

【出处】《伤寒论》

【组成】葛根15克，甘草6克，黄芩9克，黄连9克。

【功用】解表清里。

【主治】急性胃肠炎，属表证未解，里热甚者。症见身热汗出，泻下急迫，气味臭秽，肛门灼热，胸脘烦热，口渴，舌红苔黄，脉数或促。

【方解】方中重用葛根，既能解表退热，又能升发脾胃清阳之气而止下利，为君药；臣以黄芩、黄连清热燥湿，厚肠止利；使以甘草甘缓和中，调和诸药。

【药理】葛根芩连汤对内毒素所致的发热家兔有显著的解热作用；对福氏痢疾杆菌、伤寒杆菌、金黄色葡萄球菌、人轮状病毒等有抑制作用；对内毒素所致小鼠腹泻有抑制作用；能促进小鼠胃排空；使家兔离体肠肌松弛，并能对抗乙酰胆碱对肠管的兴奋作用。

【用法】水煎服，日1剂，早晚分服。

【方二】藿香正气散

【出处】《太平惠民和剂局方》

【组成】大腹皮、白芷、紫苏、茯苓各5克；半夏曲、白术、陈皮、厚朴、苦桔梗各10克，藿香15克，炙甘草12克，生姜3片，大枣1枚。

【功用】解表化湿，理气和中。

【主治】急性胃肠炎，外感风寒，内伤湿滞证。症见脘腹疼痛，上吐下泻，泄泻清稀，甚如水样，或伴恶寒发热，头痛，舌苔白腻。

【方解】方中藿香辟秽和中，升清降浊，为君；配以紫苏、白芷辛香发散，助藿香外散风寒，兼可化湿浊；半夏曲、陈皮燥湿和胃，降逆止呕；白术、茯苓健脾运湿，和中止泻；厚朴、腹皮行气化湿，畅中除满；桔梗宣肺利膈；姜、枣、甘草谐营卫而调药和中。

【药理】研究表明，藿香正气水有抑制离体肠管收缩、抑制胃肠推进功能和体外抑菌作用，对金黄色葡萄球菌，甲、乙型副伤寒杆菌，痢疾杆菌有明显的抑制作用。

【用法】每服6克，水煎服。

【方三】连朴饮

【出处】《霍乱论》

【组成】制厚朴6克，姜川连、石菖蒲、制半夏各3克，炒香豉、焦栀子各9克，芦根60克。

【功用】清热化湿，理气和中。

【主治】急性胃肠炎，湿热并重者。症见上吐下泻，胸脘痞闷，心烦躁扰，小便短赤，舌苔黄腻，脉滑数等。

【方解】芦根清热和胃，除烦止呕；又以黄连清热燥湿，厚朴理气祛湿，菖蒲芳香化湿，半夏和胃燥湿，四者合用，可使湿去热清，气机调和；佐以栀子、豆豉清宣胸脘郁热，而除烦闷。诸药配伍，使湿热除，脾胃和，吐泻立止。

【药理】厚朴可调节胃肠运动，对肠管有双向调节作用，小剂量出现兴奋，大剂量则为抑制；高浓度黄连小檗碱可抑制离体豚鼠回肠痉挛；石菖蒲煎剂对豚鼠离体回肠有很强的解痉作用，还能促进消化液分泌，制止胃肠的异常发酵；制半夏可抑制呕吐中枢而止呕。

【用法】水煎温服。

【方四】木香槟榔丸

【出处】《儒门事亲》

【组成】木香、槟榔、青皮、陈皮、莪术、黄连各3克，黄柏、大黄各5克，炒香附子、牵牛子各10克。

【功用】行气导滞，攻积泄热。

【主治】急性胃肠炎，属湿热食积者。症见脘腹痞满胀痛，嗳腐酸臭，泻下黏腻臭秽，里急后重，舌苔黄腻，脉沉实等。

【方解】方中木香、槟榔行气导滞，消脘腹胀满，除里急后重；大黄、牵牛子攻积导滞泄热；青皮、香附子行气化积；莪术疏肝解郁，破血中之气；陈皮理气和胃，健脾燥湿；黄连、黄柏清热燥湿。全方以行气导滞为主，配以清热、攻下、活血之品，共奏行气导滞，攻积泄热之功。

【药理】木香能调节胃肠运动，促进胃的排空；槟榔、牵牛子可增加肠蠕动；陈皮挥发油对胃肠道有温和的刺激作用，能促进消化液分泌和排除肠内积气；黄柏可增强家兔离体肠管收缩；大黄小剂量可促进胃液分泌，有促进胃运动的作用。

【用法】共为细末，水泛小丸，每服3～6克，生姜汤或温开水送下，日2次；亦可作汤剂，水煎服。

【方五】保和丸

【出处】《丹溪心法》

【组成】山楂18克，神曲6克，半夏、茯苓各9克，陈皮、连翘、莱菔子各6克。

【功用】消食和胃。

【主治】急性胃肠炎，属食积内停者。症见腹痛肠鸣，泻下粪便，臭如败卵，泻后痛减，脘腹胀满，嗳腐酸臭，不思饮食，苔垢浊或厚腻，脉滑。

【方解】方中重用山楂，能消一切饮食积滞，尤善消肉食油腻之积；神曲消食健脾，善化酒食陈腐之积；莱菔子下气消食，长于消谷面之积；半夏、陈皮行气化滞，和胃止呕；茯苓渗湿健脾，和中止泻；连翘清热散结。诸药相合，共奏消食和胃，清热祛湿之功。

【药理】实验研究，本方无糖颗粒剂灌胃，能显著增加小鼠肠蠕动频率，加速小肠推进运动，增加胃液分泌，提高胃蛋白酶活性，使胃蛋白酶和胰蛋白酶排出量增加。

【用法】共为末，水泛为丸，每服6～9克，温开水送下；亦可作汤剂，水煎服。

1.4 上呼吸道感染

上呼吸道感染是鼻腔、咽喉部急性炎症的总称。临床表现以鼻塞、流涕、喷嚏、咳嗽、头痛、恶寒、发热、全身不适等为特征。大多数由病毒引起，少数为细菌所致。若全身症状较重，且具有较强的传染性者，称为“流行性感冒”。感冒是感受风邪，出现鼻塞、流涕、喷嚏、咳嗽、头痛、恶寒、发热、全身不适等症状的一种疾病，如不及时治疗最易转变他症，为常见外感症之一。现代医学的普通感冒、病毒性感冒、流行性感冒以及细菌性感染所引起的上呼吸道急性炎症与中医学感冒或时行感冒相似。

【方一】苏杏丸

【**出处**】《土、单、验方选编》

【**组成**】苏叶10份，杏仁5份。

【**功用**】发汗解表，止咳平喘。

【**主治**】风寒性流感、感冒，症见恶寒、咳嗽者。

【**方解**】苏叶发汗解表，杏仁润肺止咳，二者合用共奏解表止咳之效。

【**药理**】现代药理研究发现，苏叶煎剂具有解热和抗菌作用，能减少支气管分泌物，缓解支气管痉挛；紫苏成分石竹烯对豚鼠离体气管有松弛作用，对丙烯醛或枸橼酸引起的咳嗽有明显的镇咳作用，小鼠酚红法实验表明有祛痰作用，紫苏成分沉香醇也有平喘作用。

【**用法**】共为细末，水泛为丸或打成片剂，每服2钱，日服2～3次，温水送服。

【方二】流感合剂

【**出处**】《四川中医》

【组成】板蓝根30克，鱼腥草30克，茵陈蒿30克，贯众15克，虎杖15克，牛蒡子10克，黄连10克，薄荷10克（后下）。

【功用】清热解毒，利咽消肿，疏风利湿。

【主治】病毒性上呼吸道感染。

【方解】方中板蓝根、鱼腥草、茵陈蒿、贯众清热解毒，牛蒡子、薄荷利咽消肿，虎杖、黄连疏风利湿。本方虽以清热解毒药为主，但清中寓散，表里双解，并入渗利之品，故有清热解毒、疏风利湿等功效，与本病大多由于感受风热疫毒，且多兼夹湿邪的病因病机吻合，故疗效显著。

【药理】板蓝根、鱼腥草有抗病原微生物、抗内毒素、增强免疫力的作用；茵陈蒿有解热、镇痛、抗炎、抗菌、抗病毒等作用；贯众、虎杖有抗柯萨奇病毒、流感病毒和抗菌作用；牛蒡子煎剂对金黄色葡萄球菌、肺炎球菌、乙型链球菌和伤寒杆菌有不同程度的抑制作用。

【用法】每日1剂，水煎服。

【方三】一马煎

【出处】《福建中医》

【组成】一枝黄花50克，马鞭草50克。

【功用】疏风清热，解毒消肿，活血散瘀。

【主治】病毒性上呼吸道感染。

【方解】一枝黄花功善疏风清热，解毒消肿，浙江省民间多用于治疗上感咽喉肿痛，效果显著；马鞭草有清热解毒，散瘀消肿的功能。两药配伍，对流行性感冒、上呼吸道感染有较好的疗效，尤其适用于发热、咽喉肿痛（急性扁桃体炎、急性咽喉炎）。

【药理】一枝黄花煎剂对金黄色葡萄球菌、伤寒杆菌有不同程度的抑制作用，对红色癣菌及禽类癣菌有极强的杀灭作用，并能缓解喘息症状，有祛痰作用；马鞭草水及醇提取物有抗炎作用，水煎剂有一定的镇咳作用。

【用法】每日1剂，水煎服。

【方四】感冒退热饮

【出处】《甘肃中医》

【组成】羌活10克，薄荷6克，防风10克，青蒿15克，板蓝根20克。

【功用】发汗解表退热。

【主治】病毒性上呼吸道感染，高热。

【方解】方中羌活、防风发汗力强，解表力强，辅以苦寒味芳的板蓝根、青蒿，辛凉解表的薄荷，既发挥了辛温解表的特长，又可避免其助热、过度耗散之弊，诸药合用，旨在汗出邪除，邪随汗解。

【药理】防风有解热、镇痛、抗炎的作用，对溶血型乙型链球菌、肺炎链球菌、金黄色葡萄球菌、产黄青霉菌有不同程度的抑制作用；青蒿有平喘、抗变态反应作用。

【用法】每日1剂，水煎服。

【方五】感冒平

【出处】《上海中医药杂志》

【组成】黄芪25克，板蓝根25克，藿香15克。

【功用】疏表解毒，益气健脾。

【主治】病毒性上呼吸道感染，气虚者。

【方解】方中板蓝根、藿香能清热解毒，发散风邪；黄芪益气固表，三味配合，共奏疏表解毒，益气健脾之效。

【药理】现代实验研究表明，板蓝根、藿香有抗多种病毒的作用；黄芪能增强机体免疫力，故本方对上呼吸道感染气虚者有良效。

【用法】每日1剂，水煎服。

1.5 慢性支气管炎

支气管炎包括急性支气管炎和慢性支气管炎，均以咳嗽为主要症状，应从中医所说的咳嗽病去辨证施治。中医认为急性支气管炎属外感咳嗽，病因为风寒和风热。慢性支气管炎与肺脾肾三脏有关。由于病因不同，内脏虚实不同，故症状各异，常见肺虚寒夹痰饮、气虚痰浊、痰热、阴虚等症。

【方一】止咳汤（沈炎南）

【出处】广东省广州市中医院

【组成】桑叶9克，杏仁9克，桔梗12克，甘草8克，紫菀9克，款冬花12克，蜜百部9克，白前9克。

【功用】疏风散寒，止咳化痰。

【主治】咳嗽。痰多色白，或痰虽不多，而难咳出，喉痒，或伴气促，尤宜于感冒之后久咳不愈之症。

【方解】本方由《医学心悟》止嗽散化裁而成，随症加减，对新久寒热咳嗽皆宜。桑叶疏风清肺，杏仁、桔梗止咳化痰，紫菀、款冬花、蜜百部、白前有止嗽之意，疏风清肺，润肺止咳。

【用法】先将上药用水浸泡30分钟，再煎煮30分钟，每剂煎2次，将两次煎出的药液混合。每日1剂，早晚各服1次。

【按语】若表寒仍在，恶风鼻塞，流涕者，加荆芥9克，薄荷6克；如肺热壅盛、咳嗽痰黄、咽干、口渴者，去紫菀、款冬花，加鱼腥草15克；如气逆、喘促，加苏子9克，五味子6克；如气阴已虚，咳而少痰，气短多汗，倦怠乏力者，加党参15克，麦冬9克，五味子3克；如久咳痰少，而难咯者，可另用款冬花10克，加冰糖适量，泡开水，代茶饮，以作辅助治疗；如表证明显，临床表现以感冒症状为主时，应当先行治疗感冒，待表证基本解除，咳嗽成为主证时方可应用本方。

【方二】宣痹加贝汤（孟澍江）

【出处】南京中医药大学

【组成】枇杷叶9克，郁金8克，豆豉6克，射干5克，通草8克，川贝4克。

【功用】轻宣肺气，止咳化痰。

【主治】咳嗽，风邪内伏；咳嗽不畅，久咳甚则气急面红，咳势阵作而类顿咳，痰少胸痞者。

【方解】宣痹汤源出《温病条辨》，为湿温闭肺，清阳郁闭致哕而设，轻宣肺痹，清阳宣畅，肺气肃降，则哕而止。本方用于外邪闭肺，肺失宣降而咳嗽，实有“轻可去实”之意。用本方轻清宣通肺气，肺气一通其咳自平，药量宜轻不宜重。若痰多色白而黏，加法半夏9克，陈皮6克，气闷加苏子8克。

【用法】先将药物用水浸泡30分钟，再在火上煎煮30分钟，每剂煎两次，将两次药液混合。每日1剂，分两次温服。

【方三】清肺化痰健脾汤

【出处】《浙江中医》

【组成】鱼腥草30克，黄芩9克，薏苡仁30克，贝母9克，杏仁9克，桑白皮15克，丹参15克，茯苓12克，炒白术12克，甘草6克。

【功用】清肺化痰，健脾燥湿。

【主治】慢性支气管炎继发感染，咳嗽、气喘、发热，咯吐黄痰。

【方解】鱼腥草、黄芩、桑白皮、薏苡仁清肺热，化湿痰；贝母、杏仁、桔梗止咳化痰；茯苓、炒白术健脾燥湿，丹参活血凉血。

【用法】水煎服两次，每日1剂，分两次服。

【方四】辛润止咳汤

【出处】《吉林中医药》

【组成】半夏6克，细辛3克，生姜5片，炙远志6克，麦冬10克，炙枇杷叶12克，五味子6克，炒瓜蒌皮15克，天竺黄10克，炙甘草6克。

【功用】清热化痰，止咳平喘。

【主治】慢性支气管炎，干咳频作，喉痒无痰。

【方解】细辛、生姜辛温散寒；炙远志、炙枇杷叶、炒瓜蒌皮、天竺黄清热化痰；半夏燥湿化痰；五味子敛肺止咳。该方甘凉清热，不燥不凉。

【用法】水煎服两次，每日1剂，分两次早服。

【方五】芎桃丹汤

【出处】《新中药》

【组成】川芎6克，桃仁10克，丹参10克，紫菀10克，补骨脂10克，半夏10克。

【功用】温补脾肾，活血，化痰。

【主治】慢性支气管炎，咳喘痰多不能平卧、胸闷。

【方解】川芎、桃仁、丹参活血，补骨脂温补脾肾；紫菀止咳平喘；半夏燥湿化痰。本方重在活血与补益，适于久病咳喘者。

【用法】水煎服两次，每日1剂，分两次早服。

1.6 肺炎

肺炎是指肺实质的炎症，按病因可分为细菌性、霉菌性、病毒性和支原体性肺炎。临床常见的是细菌性肺炎，其中90%～95%是由肺炎球菌引起的。临床有突发的寒战、高热、咳嗽、血痰、胸痛等症状。肺炎的诱发因素有受寒、病毒感染、酒醉、全身麻醉、镇静剂或麻醉剂过量等。这些因素会削弱全身的抵抗力和会厌的反射作用，破坏呼吸道黏膜-纤毛运动，影响细胞吞噬作用，使致病物能被轻易地吸入而引起感染。此外，心力衰竭、有害气体的吸入、长期卧床的肺水肿、肺瘀血及脑外伤等都有利于细菌的感染和生长繁殖，从而导致肺炎。

【方一】白头翁汤

【出处】《伤寒论》

【组成】白头翁16克，黄连6克，黄柏6克，秦皮9克。

【功用】发汗解表，止咳平喘。

【主治】大叶性肺炎。症见高热汗出，气促痰鸣，吐铁锈色痰，口渴喜冷饮，大便干结，舌红，苔黄腻，脉弦数。

【方解】白头翁、秦皮凉血解毒；黄连、黄柏燥湿清热。

【用法】将上药水煎服，每日1剂，分早晚两次服。

【方二】活肺汤

【出处】《新中医》

【组成】丹参30克，毛冬青30克，桃仁15克，赤芍15克，牡丹皮15克，生地黄20克，川芎10克，柴胡9克，红花9克，枳壳9克，甘草6克。

【功用】活血化瘀，清热化痰。

【主治】病毒性肺炎。症见发热，头痛，乏力，咳嗽咯黄痰，胸闷气急，发绀，舌暗红，苔黄腻，脉滑数。肺听诊可听见湿啰音。

【方解】丹参、赤芍、牡丹皮、毛冬青、生地黄凉血解毒；桃仁、川芎、红花活血化瘀；柴胡、枳壳升提肺气。

【用法】将上药水煎服，每日1剂，分早晚两次服。

【方三】清肺化痰汤

【出处】民间

【组成】银花12克，连翘12克，薄荷6克（后下），荆芥6克，杏仁10克，冬瓜仁12克，生薏苡仁12克，桃仁6克，黄芩10克，浙贝母10克，芦根20克。

【功用】清热化痰。

【主治】肺炎。

【方解】银花、连翘清热解毒；杏仁、冬瓜仁、生薏苡仁、桃仁、浙贝母、芦根、黄芩清化痰热；薄荷疏风清热；荆芥辛温解表。

【用法】先将药物用水浸泡30分钟，再在火上煎30分钟，每剂煎两次，将两次煎出之药液混合。每日1剂，早晚分服。

【按语】加减：若热甚加石膏；口渴加天花粉；气喘加桑皮；便秘加大黄；痰稠加金荞麦。

【方四】贝龙银黄汤

【出处】《甘肃中医》

【组成】银花30克，连翘10克，知母10克，浙贝母10克，地龙10克，甘草10克，黄连5克。

【功用】宣肺平喘，清热化痰。

【主治】支气管肺炎。症见壮热烦渴，喉鸣痰涌，咳嗽喘憋，甚则鼻翼煽动，颜面口唇发绀。

【方解】支气管肺炎属于中医“肺炎喘嗽”，肺气郁闭是其主要病理机制，痰热是其主要病理产物。方中银花、连翘辛凉透表，清热解毒，重用银花，意在清热解毒，抑制细菌、病毒；黄连清热燥湿，泻火解毒，药理实验证实其对多种细菌和各型流感病毒均有一定抑制作用，特别是组成复方后抗菌效力明显提高；知母清热滋阴；浙贝母、地龙、甘草化热痰利咽喉，其中地龙解毒力强，并有显著的舒张支气管平滑肌和镇静抗惊厥的作用，对肺炎喘嗽欲内陷厥阴之变证有防微杜渐的作用。方中银花、连翘、知母、黄连是针对“热”字而设，贝母、地龙、甘草是针对“痰”字而用，诸药化瘀清热，功效颇佳。

【用法】水煎分次温服，每日1剂。

【方五】*龙虎汤*

【出处】《中国中医药信息杂志》

【组成】麻黄5克，生石膏10～15克，知母10～15克，杏仁10克，地龙10克，甘草15克。

【功用】清热解毒，止咳祛痰。

【主治】支气管肺炎。

【方解】龙虎汤为麻杏石甘汤、白虎汤加地龙而成，其中的生石膏、知母对细菌、病毒、支原体等有广谱治疗作用；杏仁、甘草祛痰止咳；麻黄、地龙、甘草具有抗过敏、解痉定喘的作用。诸药配伍，既可清热解毒抗感染，又能止咳祛痰定喘，具有标本兼治的综合功效。

【用法】水煎分次温服，每日1剂。

1.7 高血压病

高血压病是最常见的心血管疾病之一，又称原发性高血压。临床表现为原因不明的体循环动脉血压持续增高，伴有不同程度的脑、心、肾等脏器病变。高血压病的病因迄今未明。研究提示，高血压病与遗传、食盐摄入过高、注意力高度集中及精神紧张的职业、缺少体力活动、肥胖、吸烟、大量饮酒、某些营养成分缺乏等有关。近来发现，较多高血压患者有胰岛素抵抗和高胰岛素血症。

高血压病在中医学中多见于“眩晕”“头痛”等病中。由于饮食劳倦、情志内伤、先天不足、后天失养、年老体衰而致肝肾阴阳失调，心脾冲任虚损，气血逆乱，风火内生，痰瘀互阻而发病。病初以邪实或本虚标实为主，晚期以虚证为主。治疗方法有：清肝泻火、温补脾肾、化痰祛湿、活血化瘀、滋水清心、补肾泻火等。

【方一】育阴助阳方（刘亦选）

【出处】《中国名医名方》

【组成】熟地黄15克，桑寄生15克，麦冬15克，巴戟天15克，杜仲15克，山萸肉12克，肉苁蓉12克，党参15克，桂枝10克。

【功用】育阴温阳，补肾益精。

【主治】高血压病之肾精不足、阴阳两虚证。症见眩晕，心慌气短，神疲健忘，夜尿频多，腰膝酸软，胸闷作呕，阳痿遗精，畏寒肢冷，面色苍白，肢体浮肿，舌质淡嫩少苔。

【方解】熟地黄养血滋阴，补精益髓；麦冬益胃润肺，养阴生津；桑寄生、杜仲、山萸肉补益肝肾；巴戟天补肾助阳，祛风除湿；肉苁蓉补肾助阳，润肠通便；桂枝温经通阳；党参补中益气，生津养血。

【药理】现代药理研究表明：熟地黄、麦冬可调节机体免疫功能，桑寄生、杜仲、山萸肉具有降压利尿作用，肉苁蓉水浸液对实验动物有降低血压作用，巴戟天有类皮质激素样作用及降低血压作用。

【用法】水煎服，日1剂。

【方二】双降汤

【出处】《中国名医名方》

【组成】黄精20克，首乌20克，山楂15克，菊花10克，草决明15克，丹参5克，桑寄生20克，豨莶草15克，泽泻20克。

【功用】补益肝肾，活血泄浊。

【主治】高血压病、高脂血症之肝肾阴虚、痰浊阻滞证。

【方解】方用首乌、黄精、桑寄生补肝肾固精气；配泽泻、豨莶草清利下焦湿浊；草决明、菊花平肝潜阳，平降冲逆；山楂健脾渗湿，消食导滞；更用丹参活血，与山楂相伍行气解郁活血，斡旋阴阳。诸药相伍，补中有行，补而不腻，固而不涩，行而不散，共奏补益肝肾，行滞通脉，泻浊洁腑，降脂降压之功效。

【药理】药理研究表明：黄精煎剂可明显降低高脂血症家兔甘油三酯、β-脂蛋白和血胆固醇；首乌、泽泻可改善脂类代谢，减少肠道胆固醇的吸收；山楂降压降血脂；决明子水浸液及醇浸液对实验动物有降压及利尿作用；豨莶草具有扩张血管、降低血压作用；桑寄生利尿降压。

【用法】水煎服，日1剂。

【方三】八味降压汤（周次清）

【出处】《中国名老中医药专家学术经验集》

【组成】何首乌15克，白芍12克，当归9克，川芎5克，炒杜仲18克，黄芪30克，黄柏6克，钩藤30克。

【功用】益气养血，滋阴降火。

【主治】高血压病，表现为阴血亏虚、头痛、眩晕、神疲乏力、耳鸣心悸等症者。

【方解】方中首乌补益精血；白芍、当归、川芎养血活血；杜仲补益肝肾；黄芪益气；黄柏清热燥湿；钩藤清热平肝。

【药理】何首乌能降血脂，防止动脉粥样硬化的发生和发展；芍药苷能明显扩张冠状血管和外周血管，降低血压；杜仲有较好的利尿降压作用；当归、钩藤能扩张外周血管，降低阻力；川芎可改善外周血液循环，抑制血小板聚集，抗血栓形成。

【用法】水煎服，每日1剂。

【方四】天麻钩藤饮

【出处】《杂病证治新义》

【组成】天麻9克，钩藤（后下）12克，石决明（先煎）18克，栀子、黄芩各9克，川牛膝12克，杜仲、益母草、桑寄生、夜交藤、朱茯神各9克。

【功用】平肝潜阳，滋养肝肾。

【主治】高血压病属肝阳上亢者。症见眩晕耳鸣，头痛且胀，遇劳、恼怒加重，肢麻震颤，失眠多梦，腰膝酸软，或颜面潮红，舌红苔黄，脉弦细数。

【方解】方中天麻、钩藤平肝熄风；石决明平肝潜阳，清热明目，与天麻、钩藤合用，加强平肝熄风之力；川牛膝引血下行；栀子、黄芩清热泻火，使肝经之热不致上扰；益母草活血利水；杜仲、桑寄生补益肝肾；夜交藤、朱茯神安神定志。

【药理】动物实验表明：天麻钩藤饮可调节中枢神经系统，对肾性、原发性、神经源性高血压犬均有明显的降压作用；同时具有抗血小板凝集，改善脑循环，抑制肝、心、脑、肾组织过氧化脂质生成的作用。

【用法】水煎服。

【方五】龙胆泻肝汤

【出处】《医方集解》

【组成】龙胆草6克，炒黄芩9克，炒栀子9克，泽泻9克，木通6克，炒当归3克，生地黄6克，柴胡6克，生甘草6克，车前子6克。

【功用】清肝泻火，清利湿热。

【主治】高血压病属肝经实火湿热者。症见头痛目赤，胁痛口苦，烦躁易怒，寐少多梦，面红，小便短赤，舌红苔黄腻，脉弦数。

【方解】方中龙胆草上清肝胆实火，下泻肝胆湿热；黄芩、栀子泻火解毒，燥湿清热；车前子、木通、泽泻渗湿泄热，使湿热从水道而去；生地养阴；当归补血；柴胡疏解肝胆，引诸药归肝胆之经；甘草缓苦寒之品伤胃，兼能调和诸药。全方使火降热清，湿浊得消，则诸症可愈。

【**药理**】实验研究，龙胆泻肝汤有利尿作用，可使尿量显著增加，但对钠、钾的排泄量则无显著影响；对麻醉猫有显著降压效果，剂量越大，作用越强；还能扩张离体兔耳血管，增加灌流滴数。

【**用法**】水煎服；亦可制成丸剂，每服6～9克，日两次，温开水送下。

1.8 高脂血症

由于脂肪代谢或运转异常使血浆中一种或多种脂质高于正常称为高脂血症，表现为高胆固醇血症、高甘油三酯血症或两者兼有。脂质不溶或微溶于水，必须与蛋白质结合以脂蛋白形式存在，因此，高脂血症常为高脂蛋白血症的反映。临床上分为两类：①原发性，属遗传性脂代谢紊乱疾病；②继发性，常见于控制不良的糖尿病、饮酒、甲状腺功能减退症、肾病综合征、透析、肾移植、胆道阻塞、口服避孕药等。长期患高脂血症易导致动脉硬化加速，尤其会引发和加剧冠心病及脑血管疾病等。

高脂血症属中医的“痰证”“肥胖”“瘀血”等范畴。中医学认为本病为饮食偏嗜，脾胃失调；情志内伤，肝胆不利；年老体衰，肾元亏虚；生活安逸，多静少动等，最终导致膏脂停聚，痰浊瘀血内盛。其病机总属正虚邪实之证。正虚即脏腑气血虚衰，其重点在肝、脾、肾；邪实主要为痰浊、湿浊和瘀血。因此，治疗上多以扶正与祛邪并用。通过扶正，调整脏腑气血功能，以祛除过多的膏脂。

【方一】清利湿热方（郭士魁）

【出处】《名义方证真传》

【组成】葛根20克，川芎12克，菊花15克，生地黄15克，丹参12克，泽泻15克，草决明20克，陈皮10克，茯苓10克，忍冬藤20克，全瓜蒌30克。

【功用】清利湿热。

【主治】高脂血症属湿热内蕴，浊气上扰者。

【方解】方用葛根、菊花、草决明清热；茯苓、泽泻利湿；配合全瓜蒌、陈皮、忍冬藤，导湿浊下行；丹参、川芎与生地黄合用，行气活血助泻热之功。

【药理】葛根素能明显降低血清胆固醇；川芎可减少胆固醇在肠道的吸收，加速胆固醇在体内的转化；菊花既可抑制胆固醇的合成，又能促进其分解，从而使血中胆固醇水平下降；丹参、泽泻降血脂，抗动脉粥样硬化。

【用法】水煎服。

【方二】通冠降脂汤（李辅仁）

【出处】《名义方证真传》

【组成】生黄芪20克，丹参20克，炒白术15克，生首乌15克，生山楂15克，荷叶5克，泽泻15克，枸杞子10克，川芎10克，红花5克，草决明30克。

【功用】益气通痹，活血化瘀。

【主治】高脂血症、冠心病。症见胸闷、气短、腹胀、心烦、四肢作胀、腰腿酸痛等。

【方解】方以黄芪、枸杞子、丹参、川芎、红花益气补肾，活血化瘀；生首乌、草决明、泽泻、荷叶、山楂、白术健脾降脂。全方能使血脉通畅，脾气健运，肾气充足，达到标本同治的疗效。

【药理】丹参降血脂，抗动脉粥样硬化；首乌能减少肠道总胆固醇的吸收，阻止总胆固醇在肝内沉积，缓解动脉粥样硬化的形成；山楂通过抑制胆固醇的合成而发挥降血脂的作用；泽泻通过干扰外源性胆固醇的吸收、酯化和影响内源性胆固醇的代谢降低胆固醇；枸杞子可降低大鼠血中胆固醇，对家兔实验性动脉粥样硬化形成有抑制趋势，能抑制脂质过氧化。

【用法】水煎服。

【方三】降脂通脉饮（邵念方）

【出处】《中华名医名方薪传心血管病》

【组成】制首乌、金樱子、决明子、生薏苡仁各30克，茵陈、泽泻各24克，生山楂18克，柴胡、郁金各12克，酒大黄6克。

【功用】滋阴降火，通脉泄浊。

【主治】高脂血症、冠心病属肝肾阴虚，痰瘀阻络者。症见胸痛心悸、头痛、不寐、多梦、纳少、便秘溲赤、舌红、苔白、脉弦细等。

【方解】方中用何首乌、金樱子补肝肾固精气；泽泻、茵陈清利下焦湿热；以决明子、酒大黄润肠通便，导滞泄浊；生薏苡仁、生山楂健脾渗湿，消食导滞；更用柴胡、郁金行气解郁活血，斡旋阴阳。全方补而不腻，固而不涩，行而不散，共奏滋阴降火，行滞通脉，泄浊洁腑，降低血脂之效。

【药理】首乌能减少肠道总胆固醇的吸收，阻止总胆固醇在肝内沉积，缓解动脉粥样硬化的形成；金樱子煎剂有降血脂作用；决明子能抑制血清胆固醇升高和主动脉粥样硬化斑块的形成；柴胡皂苷肌内注射能使实验性高脂血症动物的胆固醇、甘油三酯和磷脂水平降低；郁金有减轻高脂血症的作用，并能明显防止家兔主动脉、冠状动脉及其分支内膜斑块的形成。

【用法】每日1剂，用水500毫升文火煎至250毫升，分两次服，每两周为1个疗程。

【方四】激浊扬清滋阴方（傅宗翰）

【出处】《中华名医名方薪传心血管病》

【组成】枸杞子15克，熟地黄15克，何首乌15克，桑寄生15克，黑芝麻10克，葛根20克，泽泻15克，山楂15克。

【功用】滋阴养肝，化浊生津。

【主治】高脂血症属阴虚浊泛者。症见形体瘦削，头晕耳鸣，口干腰酸，少寐健忘，舌红脉细。

【方解】方中枸杞子、熟地黄、何首乌、桑寄生、黑芝麻可补肾滋阴，养液益血；葛根、泽泻、山楂激浊扬清，升提清阳。

【药理】枸杞子可降低大鼠血中的胆固醇；熟地黄抗脂质过氧化；何首乌的有效成分主要为大黄素、大黄酚、大黄素甲醚以及二苯乙烯苷等，其通过促进肠蠕动增加总胆固醇的排泄而减少对其的吸收；葛根素、泽泻能明显降低血清胆固醇；山楂通过抑制胆固醇的合成而发挥降血脂作用。

【用法】每日1剂，水煎服，分早晚两次服。

【按语】如出现阴虚阳亢之象或出现阴虚内热诸症，可加珍珠母、罗布麻叶、决明子或加鳖甲、青蒿、白薇平肝清热。

【方五】双降汤

【出处】《中国名医名方》

【组成】黄精20克，首乌20克，山楂15克，菊花10克，草决明15克，丹参5克，桑寄生20克，豨莶草15克，泽泻20克。

【功用】补益肝肾，活血泄浊。

【主治】高血脂症、高血压病属肝肾阴虚、痰浊阻滞。

【方解】方用首乌、黄精、桑寄生补肝肾固精气；配泽泻、豨莶草清利下焦湿浊；草决明、菊花平肝潜阳，平降冲逆；山楂健脾渗湿，消食导滞；更用丹参活血，与山楂相伍行气解郁活血，斡旋阴阳。诸药相伍，补中有行，补而不腻，固而不涩，行而不散，共奏补益肝肾，行滞通脉，泻浊洁腑，降脂降压之功效。

【药理】黄精煎剂可明显降低高脂血症家兔甘油三酯、β-脂蛋白和血胆固醇；首乌、泽泻可改善脂质代谢，减少肠道胆固醇的吸收；山楂、菊花降压降血脂；决明子能显著降低血浆胆固醇和甘油三酯的含量；丹参可降血脂，抗动脉粥样硬化。

【用法】水煎服，日1剂。

1.9 急性肾小球肾炎

急性肾小球肾炎（简称“急性肾炎”）是由免疫反应引起的弥漫性肾小球毛细血管内增生性损害，多由链球菌感染或其他细菌、病毒及寄生虫感染后引起。好发于学龄儿童及青少年，男多于女。其特点为急性起病，患者出现血尿、蛋白尿、水肿和高血压，并可伴有一过性氮质血症。本病大多预后良好。

急性肾炎一般属于中医“水肿”（阳水）、“尿血”等范畴。其发病机理多因感受外邪，肺失宣肃，不能通调水道，风遏水阻，溢于肌肤而发水肿；湿热蕴结膀胱、灼伤血络而发尿血；脾失健运、肾气不固而现蛋白尿。病位在肺、脾、肾，累及膀胱、三焦。治疗上根据辨证，分别采用宣肺利尿、凉血止血、清热解毒、健脾利湿、收涩固精等方法。

【方一】坤草茅根汤（钟新渊）

【出处】《名医名方录（第四辑）》

【组成】白茅根30克，白花蛇舌草30克，益母草30克，车前草30克。

【功用】清热解毒，活血利水。

【主治】急性肾小球肾炎。

【方解】茅根能"除瘀血、血闭、寒热，利小便"，与益母草"消水行血"为主导，辅以车前草通五淋，利小便，白花蛇舌草清热解毒。四药合方，集甘寒、辛微苦之性味，俾利气机，行而不伤正，奏正本清源、去邪安正之功效。

【药理】白茅根能缓解肾血管痉挛，使肾滤过增加而产生利尿作用；白花蛇舌草能刺激网状内皮系统增生，促进抗体形成，使网状细胞、白细胞的吞噬能力增强，而达到抗菌消炎的目的；益母草可以改善肾脏微循环和细胞膜的通透性，从而消除水肿、蛋白尿；车前草可抗菌消炎利尿，降低血肌酐水平。

【用法】上方分两次煎，合两煎药液浓缩约150毫升，分3次空腹服，日2次、夜1次。

【方二】宣肺靖水饮（张志坚）

【出处】《名医名方录（第四辑）》

【组成】荆芥10克，连翘15克，僵蚕10克，蝉衣10克，生黄芪15克，防风10克，生白术10克，石韦30克，生地黄10克，炙鸡内金5克，生甘草3克。

【功用】宣肺祛风，扶正洁源。

【主治】急性肾炎。症见尿蛋白日久不改善，反复感冒，咽痛，面肢浮肿，舌苔薄，脉细或浮细。

【方解】本方用荆芥、连翘、僵蚕、蝉衣宣肺祛风，散结破聚，开上焦而逐恋邪，宣肺气以净水源；石韦助肺肾之精气，上下相交，使水道行而小便利；方中合玉屏风散（防风、生白术、生黄芪），旨在益气固卫以调整免疫机能；加甘草、鸡内金，调和诸药，健脾助运；生地黄以滋养肾阴扶助下元。全方合奏宣肺祛风、扶正逐邪、洁源净水之功。

【药理】荆芥、防风、蝉衣对于链球菌有抑制作用；连翘对金黄色葡萄球菌、溶血性链球菌、痢疾杆菌、流感病毒、鼻病毒等多种病原微生物有抑制作用，还具有抗炎、利尿作用；石韦具有抗组胺作用和利尿作用；黄芪能增强免疫机能，缓解肾小球血管痉挛，使肾血流量及滤过率增加。

【用法】每日1剂，头煎、二煎药液合并共约400毫升，分早晚两次于饭后1小时温服。症状缓解取得疗效后，可守原方隔日服1剂，或以上方剂量比例研末为丸，分早晚两次，于饭后各取6～9克吞服，以资巩固，将尿蛋白持续消失3个月作为停药标准。

【方三】疏风利水汤（邹云翔）

【出处】《中华当代名医妙方精华》

【组成】金银花、连翘、茯苓、玄参、石斛、六一散（滑石6份，甘草1份，共研细末混匀）各9克，薏米12克，芦根30克，桃仁、红花各3克。

【功用】疏风清热，和络渗利。

【主治】急性肾炎。症见眼睑浮肿，精神萎靡，口干欲饮，脉细。

【方解】方中金银花、连翘疏风清热；桃仁、红花和血化瘀；薏米、茯苓、六一散、芦根渗湿利水；玄参、石斛顾护阴津。上药合用，则能疏风清热，和络渗利。

【药理】金银花、连翘等清热解毒药有提高机体免疫功能，抗变态反应性炎症，改善肾脏血液循环，促进肾脏病理损害的修复和纤维蛋白的吸收等作用；茯苓具有和醛固酮及其拮抗剂相似的结构，其利水渗湿作用还与对机体水盐调节机制的影响有关；芦根对溶血性链球菌有抑制作用；桃仁、红花扩张血管，改善肾脏血液循环。

【用法】每日1剂，水煎分服。

【方四】芳化清利汤

【出处】《河北中医》

【组成】白花蛇舌草30克，连翘15克，黄芩10克，蝉蜕10克，牛蒡子20克，佩兰10克，苍术20克，薏苡仁30克，白茅根30克，益母草30克，萆薢20克，牛膝15克，陈皮6克。

【功用】清热利湿，祛风解毒。

【主治】急性肾小球肾炎，湿热证。

【方解】方中白花蛇舌草、连翘、黄芩、蝉蜕、牛蒡子清热解毒，宣利上焦肺气，盖肺主一身之气，气化则湿亦化；佩兰、薏苡仁、苍术、萆薢利湿热而健脾；益母草、白茅根、牛膝活血利水而益肾；陈皮芳香醒脾，疏利气机。全方清热利湿，祛风解毒，消散血结气聚。

【药理】药理研究证实，白花蛇舌草等清热解毒中药具有清除抗原、抑制抗体、抑制活性免疫细胞产生及抑制过敏介质的释放等作用，还能刺激网状内皮系统增生，增强吞噬细胞功能；牛蒡子等可清除尿蛋白，抑制免疫复合物形成对肾脏的损害；益母草、牛膝等活血化瘀药物具有增加肾血流量，改善微循环，调节免疫功能，对抗自由基损伤的作用。

【用法】水煎服，日1剂。

【方五】麻桂苏蝉白术汤

【出处】《河南中医》

【组成】麻黄、桂枝、苏叶各10克，蝉衣6克，白术30克，生姜

3片。

【功用】解表利水。

【主治】急性肾小球肾炎，初起有风寒表证者。

【方解】方中麻黄发汗解表；桂枝调和营卫；配苏叶、蝉衣宣通气机；白术、生姜健脾利水。诸药合用，共奏“开鬼门，洁净府”，宣上达下之功。

【药理】麻黄扩张肾血管，使肾血流增加，并阻碍肾小管对钠离子的重吸收而发挥利尿作用；桂枝抗炎、抗过敏，且有一定的利尿作用；苏叶、蝉衣对于链球菌有抑制作用；白术水煎剂和流浸膏灌胃或静脉注射对大鼠、家兔、犬有明显而持久的利尿作用。

【用法】水煎温服，每日1剂，分2～4次服。

1.10 慢性肾小球肾炎

慢性肾小球肾炎简称慢性肾炎，本病是由多种因素导致的慢性、进行性肾损害。临床表现有水肿、高血压、贫血、蛋白尿、血尿及肾功能下降，至晚期，由于肾小球大部分被破坏导致肾功能衰竭。仅有少数慢性肾炎是由急性肾炎发展所致，绝大多数慢性肾炎的确切病因尚不清楚，起病即属慢性。起始因素多为免疫介导炎症。本病可发生于任何年龄，但以青中年为主，男性多见。

慢性肾小球肾炎属中医“水肿”（阴水）、“虚劳”、“腰痛”等范畴。病机主要是肺、脾、肾的虚损，气血、阴阳的失调。肺脾肾亏虚，气化不利，水湿内泛；久病入络，气滞血瘀；瘀血、水湿相互转化，互为因果，致病势缠绵，经久不愈。病变由虚致实，因实更虚，虚实夹杂。治疗上常应用益气、温阳、育阴、活血、健脾、益肾、固涩诸法，以利水消肿，固摄精微，扶正祛邪。

【方一】资肾益气汤（盛国荣）

【出处】《中华当代名医妙方精华》

【组成】生晒参10克（药汤炖），黄芪30克，车前子20克，茯苓皮30克，杜仲20克，地骨皮15克，泽泻15克。

【功用】扶正祛邪，益气养阴。

【主治】慢性肾炎属气阴两虚者。

【方解】方用人参、黄芪补气益血；茯苓皮、车前子、泽泻渗湿利尿；杜仲补肝肾；地骨皮凉而不峻，气轻而清，去浮游之邪。本方补而不滞，利而不伐，气阴正常而邪自去。

【药理】人参对免疫功能有明显的促进作用，可改善血液流变学，防止动脉粥样硬化，并对急慢性炎症均有显著抑制作用；黄芪能增强身体的免疫机能，缓解肾小球血管痉挛，使肾血流量及滤过率增加；杜仲对狗、大小鼠均有利尿作用，还能增强机体免疫功能；泽泻利尿，可使尿中钠、钾、氯及尿素的排泄量增加。

【用法】水400毫升，先浸药10分钟，煎20分钟，去药渣，用汤炖生晒参10分钟，分两次服。

【方二】益气化瘀补肾汤（朱良春）

【出处】《中华当代名医妙方精华》

【组成】生黄芪30克，淫羊藿20克，石韦15克，熟附子10克，川芎10克，红花10克，全当归10克，川续断10克，怀牛膝10克。

【功用】益气化瘀，温阳利水，补肾培本。

【主治】慢性肾炎日久，肾气亏虚，络脉瘀滞，气化不行，水湿潴留。肾功能损害，缠绵不愈者。

【方解】方中黄芪益气培本利水；淫羊藿补肾阳，祛风湿；附子补阳益火，温中焦，暖下元；石韦利尿通淋；川芎活血理气；红花活血，破瘀生新；当归补血活血，且有利尿之效；川续断、怀牛膝补益肝肾；益母草活血利水消肿。

【药理】黄芪能增强身体的免疫机能，缓解肾小球血管痉挛，使肾血流量及滤过率增加；附子、淫羊藿具有肾上腺皮质激素样作用；石韦能消除肾小球病变；红花能降低血压；益母草用大剂量时能消除尿蛋白。

【用法】本方须用益母草90～120克，煎汤代水煎药。

【方三】健脾温运汤（邹云翔）

【出处】《中华当代名医妙方精华》

【组成】党参、山药、茯苓、薏苡仁、川椒、当归、白芍、神曲各9克，干姜、法半夏、陈皮各6克，鸡内金3克，大枣5枚。

【功用】健脾化湿，温中助运。

【主治】慢性肾炎。症见腰酸，神疲乏力，脘痛纳少，恶心欲吐，口多黏涎，苔白腻，脉细。

【方解】方中党参、山药、鸡内金、神曲健脾益气；茯苓、薏苡仁淡渗利湿；当归、白芍养血柔肝；川椒、干姜、半夏、陈皮温中运脾，使脾胃功能健旺，水肿得消。

【药理】党参、山药能调节机体免疫功能；茯苓具有和醛固酮及其拮抗剂相似的结构，能调节机体水盐代谢；薏苡仁可增强体液免疫功能，促进抗体产生；白芍能增强免疫功能、扩张血管、降低血压；半夏促进胃肠运动、止呕；陈皮能促进消化液分泌和排除肠内积气。

【用法】每日1剂，水煎分服。

【方四】加减参苓白术散（邓铁涛）

【出处】《中华当代名医妙方精华》

【组成】党参、薏苡仁各15克，黄芪20克，茯苓皮25克，白术、山药、牛膝、猪苓、桂枝各12克，甘草4克。

【功用】健脾化湿利水。

【主治】慢性肾炎，脾虚湿阻证。症见面色㿠白，或面色萎黄不华，身重倦怠，胸闷纳呆，气短自汗，大便时溏，小便短少，舌边有齿印，苔白腻，脉缓弱。

【方解】方用黄芪、党参、山药健脾益气；茯苓皮、白术、猪苓、薏苡仁健脾渗湿消肿；甘草调中和胃；桂枝温阳化气；牛膝引水下行。群药相伍，能健脾化湿利水。

【药理】黄芪、党参、山药、薏苡仁调节机体免疫力；茯苓调节机体水盐代谢；白术有明显而持久的利尿作用；猪苓抑制肾小管对电解质和水的重吸收，从而发挥利尿作用；牛膝提取物有降压及利尿作用。

【用法】每日1剂，水煎分服。

【方五】益肾汤

【出处】《深圳中西医结合杂志》

【组成】黄芪15～30克，熟地黄15～30克，淮山药10克，茯苓10克，泽泻15～30克，半边莲30克，雷公藤15克，山茱萸6克，葫芦巴15克，益母草30克，苏叶30克。

【功用】益气养阴，祛湿化瘀。

【主治】慢性肾小球肾炎属气阴两虚兼湿浊瘀血者。

【方解】方中黄芪，补气、固表、利水；熟地黄补血滋阴；淮山药补脾胃，益肺肾；茯苓健脾化痰，利水渗湿；泽泻利水渗湿；半边莲利尿消肿；雷公藤有大毒，能祛风除湿，活血通络；山茱萸补益肝肾；葫芦巴温补肾阳；益母草活血化瘀，利水消肿；苏叶行气宽中。全方合用，共奏益气养阴、祛湿通络之功效。

【药理】现代药理研究显示，黄芪有提高机体免疫力的作用，有助于肾病的恢复并具有预防并发的作用；雷公藤有激素样的作用，而无激素的副作用；益母草有消除蛋白尿的作用；半边莲、苏叶有抑菌作用。

【用法】水煎服。

1.11 风湿性关节炎

风湿性关节炎是风湿热的临床表现之一，多见于青少年。风湿热是一种与A族乙型溶血性链球菌感染有关的自身免疫性疾病，病变主要累及心脏、关节、皮下组织。风湿性关节炎呈游走性，受累关节常为大关节，尤其是膝、踝、肘和腕关节。典型表现为红、肿、热、痛、压痛和活动受限。炎症消退后，关节功能会完全恢复，很少出现关节畸形。

本病属中医“痹证”范畴，系由先天不足或后天失养，致正气不足，卫外不固，风、寒、湿、热外邪侵袭人体，或壅滞于经，或郁塞于络，气血凝滞，脉络痹阻而成。治疗以祛邪为主，兼以扶正。

【方一】清热宣痹汤（张沛虬）

【出处】《名医名方录（第四辑）》

【组成】生石膏30克，知母10克，生甘草5克，桂枝10克，防己15克，忍冬藤30克，天花粉30克，威灵仙30克，豨莶草15克，黄柏12克。

【功用】清热通络，宣痹胜湿。

【主治】风湿性关节炎急性期（热痹）。症见高热，关节肿痛，口渴，苔白腻或黄腻。

【方解】本方由仲景白虎加桂枝汤化裁而成。方中石膏、知母清泄肌热；忍冬藤、豨莶草、威灵仙、防己、黄柏清热宣痹，舒筋通络；桂枝辛温，在大堆寒药中，能增强该方祛风湿、通经络的效果；天花粉、生甘草清热生津，调和诸药。诸药合用，共奏清热通络、宣痹胜湿的作用。

【药理】白虎汤有显著解热作用，并可抗感染；桂枝有明显的抗炎、抗过敏作用，桂枝总挥发油对急性炎症有明显的抑制作用，对过敏性炎症模型大鼠佐剂型关节炎有抑制作用；防己有抗炎作用，能明显减轻甲醛性关节炎大鼠的踝关节肿胀程度，还有抗过敏和免疫抑制作用。

【用法】上药中先煎石膏，约半小时后，将其余药物一起兑入，再煎半小时取服，每剂煎两次，日服1剂，分两次温服。如病情严重，可日服两剂，分4次服用。

【方二】五桑四藤防己汤（魏长春）

【出处】《名医方证真传》

【组成】桑叶10克，桑白皮10克，桑枝15克，桑椹子12克，桑寄生10克，钩藤10克，鸡血藤15克，忍冬藤15克，天仙藤15克，防己10克。

【功用】清热除湿，舒筋活络。

【主治】本方适用于风湿性关节炎，属阴虚血热或久服辛燥走窜之品致阴液亏虚者。症见风湿性痹痛，骨节酸楚，脉弦细，舌苔白滑。

【方解】本方以五桑为主，四藤及防己为辅。方中桑寄生补肾健腰；桑椹子补肝肾，养气血；桑枝祛风湿，利关节；桑白皮清热利湿；桑叶疏风散热；鸡血藤活血养血，通痹止痛；忍冬藤清热祛风；钩藤平肝熄风舒筋；天仙藤疏通气血，利湿蠲痹；防己治关节肿痛。10味合用，具挟正达邪，驱除风湿，舒筋活络，调和气血之功。

【药理】桑叶煎剂体外实验对金黄色葡萄球菌、乙型溶血性链球菌等多种致病菌有抑制作用；桑白皮有镇痛作用；忍冬藤、鸡血藤具有抗炎作用；防己有抗炎作用，能明显减轻甲醛性关节炎大鼠的踝关节肿胀程度，还有抗过敏和免疫抑制作用。

【用法】每日1剂，水煎分服。

【方三】独活寄生汤

【出处】《中华中西医学杂志》

【组成】独活15克，寄生40克，秦艽15克，防风15克，细辛3克（后下），川芎15克，当归15克，熟地黄20克，白芍40克，桂枝20克，茯苓15克，杜仲15克，川牛膝20克，党参20克，甘草10克。

【功用】祛风除湿，散寒止痛，扶正祛邪。

【主治】慢性风湿性关节炎，表现为肌肉和关节酸痛、麻木、重着、屈伸不利，每遇潮湿或气候变化疼痛加重，舌质淡红，苔薄白，脉弦。

【方解】方中独活长于祛下焦风寒湿邪，蠲痹止痛，为君药；防风、秦艽祛风散湿，桂枝温经散寒，通利血脉，细辛祛寒止痛，为臣药；佐以寄生、牛膝、杜仲补益肝肾，强壮筋骨；当归、白芍、熟地黄、川芎养血活血；党参、茯苓、甘草补气健脾，扶助正气，均为佐药；甘草调和诸药，又为使药。本方的特点以祛风散寒除湿为主，辅以补肝肾，益气血之品。攻补兼顾，祛邪扶正，扶正不碍邪。

【药理】药理研究显示，独活寄生汤有抗炎作用，对角叉菜胶和甲醛所致足跖肿胀有抑制作用；还可以镇痛，调节机体免疫功能，提高单核巨噬细胞的吞噬功能。

【用法】水煎，早晚温服，疗程15～30天。

【方四】身痛逐瘀汤

【出处】《现代中医药》

【组成】当归30克，川芎15克，红花9克，桃仁9克，五灵脂9克，威灵仙15克，秦艽15克，羌活12克，川牛膝12克，香附12克，地龙15克，乳香9克，没药9克，甘草6克。

【功用】活血通络，逐瘀止痛。

【主治】风湿性关节炎属瘀血阻络者。症见关节刺痛难忍，伴有麻木感，屈伸不利，舌质暗兼有瘀点，脉涩而沉。

【方解】方中当归、川芎、红花、桃仁活血逐瘀；五灵脂、乳香、没药消肿止痛，活血逐瘀；地龙、川牛膝、秦艽、羌活、威灵仙祛风除湿，通络止痛；甘草调和诸药。

【药理】秦艽具有抗炎作用，所含秦艽碱甲可抑制大鼠甲醛性及蛋清性关节肿和足肿，并有抗过敏和镇痛作用；牛膝可提高机体免疫功能，激活小鼠巨噬细胞对细菌的吞噬能力以及扩张血管，改善循环，促进炎性病变吸收等，可发挥抗炎消肿的作用；羌活对多种实验性足肿胀有明显抑制作用，并能促进佐剂型关节炎模型动物全血白细胞吞噬功能。

【用法】水煎每日1剂，每次服250毫升，早晚各服1次，10剂为1个疗程。

【方五】四妙汤加减

【出处】《中国校医》

【组成】忍冬藤20克，苍术10克，薏苡仁15克，知母10克，牛膝6克，木瓜10克，赤芍10克，川芎6克，当归10克，生甘草3克。

【功用】清热祛湿，活血通络。

【主治】风湿性关节炎属湿热者。

【方解】方中忍冬藤清热解毒，善治热痹；苍术苦温燥湿；苍术、牛膝、木瓜既能祛湿，又能舒筋通络；赤芍、甘草敛阴养血，缓急止痛，佐以川芎、当归有助于血脉之畅通。诸药合用药症相合，使湿祛热清，病证自除。

【药理】忍冬藤具有抗炎作用；知母有解热抗炎作用，对大肠杆菌所致家兔发热有解热作用，对鹿角菜胶性大鼠脚爪水肿及棉球性肉芽肿均有显著的抑制作用；木瓜对动物实验性关节炎有明显的消肿作用。

【用法】每天1剂，水煎两次分服。10～20天为1个疗程。

1.12 肝硬化

肝硬化是常见的慢性肝病，由各种病因长期损害肝脏，引起肝脏的慢性、进行性、弥漫性纤维性病变。其以肝组织弥漫性纤维化、假小叶和再生结节形成为特征。临床上分为肝功能代偿期和失代偿期。代偿期症状轻，主要表现为乏力、食欲减退、腹胀不适、上腹隐痛、轻微腹泻、肝脾轻度肿大等。失代偿期症状显著，主要为肝功能减退和门静脉高压症两大类临床表现，可见脾大、腹水、肝脏硬、出血、贫血等。晚期常出现消化道出血、肝性脑病、继发感染等严重并发症。

肝硬化属中医的“积聚”“鼓胀”等范畴，在代偿期多属“积聚”，失代偿期多属“鼓胀”。积聚的发生主要关系到肝、脾两脏；气滞、血瘀、痰结是形成积聚的主要病理变化。鼓胀的病机重点为肝脾肾三脏功能失调，气滞、瘀血、水饮互结于腹中。治疗时，应根据疾病的不同阶段，在辨别虚实的基础上，灵活采用攻法和补法，或以攻邪为主，或以扶正为主，或攻补兼施。

【方一】软肝煎（邓铁涛经验方）

【出处】《中国名老专家学术经验集》

【组成】太子参30克，白术15克，云苓15克，川萆薢10克，楮实子12克，菟丝子12克，鳖甲（先煎）30克，土鳖虫（研末冲服）3克，丹参18克，甘草6克。

【功用】健脾护肝，化癥软坚。

【主治】早期肝硬化。

【方解】本方取四君子汤补脾气，健运脾阳以“实脾”；用川萆薢入肝胃两经升清降浊；加楮实子、菟丝子、鳖甲以养肝肾。病已及血分，故用土鳖虫、丹参以祛瘀活血。

【药理】四君子汤具有增强免疫力、护肝的作用，并可促进代谢，提高小鼠肝糖原的含量；鳖甲能抑制肝脾结缔组织增生，提高血浆白蛋白水平；丹参可改善肝脏微循环，且能清除自由基，保护肝细胞。

【用法】水煎服，每剂药煎两次，日两服。

【方二】苍牛防己汤（方药中经验方）

【出处】《当代名老中医临证萃（第一册）》

【组成】苍术、白术各30克，川牛膝、怀牛膝各30克，汉防己、大腹皮各30克。

【功用】健脾疏肝，活血利水。

【主治】肝硬化腹水。症见腹胀尿少，面色灰暗，下肢水肿，舌暗红，苔薄白，脉弦细数。

【方解】方以苍术、白术补脾燥湿治其本：以川牛膝、怀牛膝益血活血，缓肝疏肝以利补脾；以汉防己、大腹皮行水利尿以治其标。诸药合用，共奏健脾活血、行水之效。

【药理】苍术保肝，对鼠肝细胞损害有显著的预防作用，对肝脏蛋白质合成亦有明显促进作用；白术有明显的利尿作用，故能消肿；牛膝有增强免疫力，加速肝脏蛋白质合成能力；防己具有抗肝纤维化作用，能抑制胶原蛋白合成，对成纤维细胞的增殖亦有抑制作用，还可维护肝细胞的稳定性。

【用法】水煎服，日1剂，早晚分服。可连服2～3周。

【方三】消水丹（李昌源经验方）

【出处】《当代名老中医临证萃（第一册）》

【组成】甘遂10克，枳实15克，沉香10克，琥珀10克，麝香0.15克。

【功用】行气利水。

【主治】肝硬化腹水。症见胁下痞块胀痛，腹胀，小便短少，大便秘结。

【方解】本方以甘遂泻腹水而破瘀血为主；辅以枳实，破结气而逐停水；沉香降逆气而暖脾肾；佐琥珀，利小便而通经络；麝香通诸窍而活血滞。将上药装入胶囊，枣汤送服，其旨在顾护脾胃，免伤正气。诸药合用，气滞散则腹水消，气血脏腑可望恢复。

【药理】枳实理气消胀的功效与其增强小肠电活动的效应、兴奋胃肠平滑肌等药理作用有关。沉香所含挥发油有促进消化液分泌及胆汁分泌等作用。

【用法】将上药共研细末，装空心胶囊，每次4粒，隔日1次，兑大枣汤空腹平旦吞服。

【方四】丹金强肝散（杜雨茂经验方）

【出处】《中国名医名方》

【组成】丹参30克，郁金15克，三七12克，鸡内金15克，党参24克，茯苓30克，青黛12克。

【功用】清热活血，健脾益气。

【主治】早期肝硬化，属于正气方虚，湿热毒邪留恋及气血凝滞者。症见面色黯黑微黄似熏，唇紫，面肢轻度浮肿，右胁下隐痛不舒，腹胀不思食，小便黄而不利，脉细弦，舌淡红不鲜，苔白。

【方解】丹参活血养血，善消积聚，解毒止痛；郁金辛苦且凉，既能凉血破瘀，又可行气解郁，清热止痛；三七化瘀生新，止血止痛；青黛清热解毒，凉血泻肝。此四味药俱可入肝，使气行瘀散，热清毒解，痛消而正安，为本方之主药。党参、茯苓、鸡内金甘平而淡，益气健脾，清利湿热，消积开胃，以之为佐，寓有见肝之病当先实脾之意。诸药合用，可使湿热、毒瘀俱祛，脾气健旺，化源充沛，肝复滋荣，以达肝强健脾之目的。

【药理】据近代药理研究，丹参、三七、青黛有抗菌及抗病毒作用，单味丹参又有消肝脾肿大之功；茯苓可促进实验性肝硬变动物肝脏胶原蛋白降解，使肝内纤维组织重吸收。

【用法】共研细粉，每日2~3次，每次服3克，开水冲服。

【方五】臌胀黄疸方（金洪元经验方）

【出处】《中国名医名方》

【组成】茵陈15~20克，郁金12克，鸡内金10克，金钱草30克，生大黄3~6克。

【功用】清热利湿，理气化瘀。

【主治】肝硬化，湿热黄疸，伴腹胀，苔腻，便秘或出血者。

【方解】茵陈为清热利湿、利胆退黄之要药，用量宜重；郁金性寒味辛苦，入气分则行气解郁，入血分则凉血祛瘀，尤宜气滞血瘀之症；鸡内金有健脾开胃，运化水谷之功，能除脘腹胀满而助消化；金钱草清化湿热，利水解毒；大黄荡涤瘀热，推陈致新。全方合用，可收清利湿热，理气祛瘀之效。

【药理】茵陈促进胆汁分泌，且具有保肝作用，能降低肝损伤大鼠的血清谷丙转氨酶活力，减轻肝细胞变性、坏死；大黄为治黄疸要药，具有利胆退黄作用，能疏通胆小管及微细胆小管胆汁瘀滞，增加胆管舒缩，加强胆红素排泄及抑制溶血反应；金钱草抗炎利胆。

【用法】水煎服。

【按语】舌红少苔者，加沙参10克、麦冬10克；胁痛而舌黯有瘀斑者，加茜草10克；胁痛兼胀者，加青皮10克、川楝子10克；便溏不畅者，去大黄加木香10克、薏米30克。

1.13 痢疾

痢疾是指以腹部疼痛、里急后重、下赤白脓血便为主症的肠道传染性疾病，多发于夏秋季节，冬春两季也可见到。现代医学认为本病是由痢疾杆菌所引起的急性肠道传染病，简称菌痢。主要通过病人或带菌者的粪便污染水、食物和手传播，苍蝇来去于粪便、饮食之间，对散播菌痢也起着重要作用。

中医学认为本病的发生主要由于感受夏秋季节湿热之邪，湿热侵入肠胃，或饮食生冷不洁之物，积滞肠中，或脾胃素虚，大肠功能虚弱，使得风寒暑湿之邪乘虚而入，以上因素作用于肠间使大肠功能受损，传导功能失常，从而出现一系列消化道症状。

【方一】单味夏枯草

【出处】《浙江中医杂志》

【组成】夏枯草60克。

【功用】清热利湿，消炎杀菌。

【主治】痢疾。

【方解】本方以大剂量夏枯草清热利湿，消炎杀菌止痢。

【药理】现代药理研究发现，夏枯草具有消炎杀菌的作用。

【用法】水煎服，日1剂，分4次口服，7日为1个疗程。

【方二】马鞭龙芽草饮

【出处】《浙江中医杂志》

【组成】马鞭草、龙芽草各900克，海蚌含珠600克，大蒜120克。

【功用】清热利湿，解毒杀菌。

【主治】痢疾。

【方解】本方以马鞭草、龙芽草清热利湿，海蚌含珠、大蒜解毒杀菌，共奏止痢之功。

【药理】现代药理研究发现，马鞭龙芽草饮具有消炎杀菌的作用。

【用法】将上药洗净，置锅内，加水10升，煎至6升，去滓，浓缩至4400毫升，酌加食糖适量调味。

【方三】青葙草

【出处】《广东中医》

【组成】青葙全草（鲜品）150～180克，青葙全草（干品）30～60克。

【功用】清热利湿。

【主治】痢疾。

【方解】本方用大剂量青葙草清热利湿，以奏止痢之功。

【药理】现代药理研究发现，青葙草具有消炎杀菌的作用。

【用法】水煎服，日1剂，分4～5次服。小儿酌减。

【方四】椿根皮口服液

【出处】《上海中医药杂志》

【组成】椿根皮1000克。

【功用】清热利湿，杀菌止痢。

【主治】细菌性痢疾。

【方解】本方用大剂量椿根皮清热利湿，以奏止痢之功。

【药理】现代药理研究发现，椿根皮口服液具有消炎杀菌的作用，对金黄色葡萄球菌、肺炎球菌、伤寒杆菌、甲型副伤寒杆菌、费氏痢疾杆菌、绿脓杆菌及大肠杆菌有抑制作用。

【用法】将上药加温水5000毫升，温浸半小时后，加热煮沸1小时，过滤，滤液贮瓶保存，残渣再加水2～3倍，煮沸40分钟，过滤后与前滤液合并，蒸发浓缩至1000毫升，再加入0.25%苯甲酸钠液适量以防腐。每日3次，每次10毫升，极量不超过15毫升。

1.14 糖尿病

糖尿病是多种原因引起的糖、脂肪代谢紊乱所致多系统、多脏器功能损害的综合征，为常见的终身性疾病。糖尿病属中医学中“消渴证”范畴。近年来发现，一些降糖类的西药会促进心、脑血管并发症的发生。因此，中医中药治疗本病具有广阔的前景。

【方一】消渴方

【出处】《广西中医药》

【组成】茯苓10克，天花粉12克，苍术9克，玄参9克，三棵针5克，萆薢10克，党参10克，熟地黄10克，石斛9克，蛇床子5克，覆盆子10克，山药12克，生石膏100克。

【功用】益气养阴，清热祛湿。

【主治】糖尿病。

【方解】茯苓、党参、山药、熟地黄、覆盆子补肾健脾；天花粉、石斛、玄参、生石膏养阴润燥，苍术、三棵针、萆薢、蛇床子清热燥湿，利尿通淋。全方补中寓清，尤适用于阴虚兼有热象者。

【用法】水煎服，每日1剂。

【方二】润燥活血汤

【出处】《辽宁中医杂志》

【组成】玄参，麦冬，生地黄，赤芍，牡丹皮，黄芪，山药，桃仁，红花，柴胡。

【功用】润燥活血，益气。

【主治】糖尿病中、晚期。

【方解】玄参、麦冬、生地黄养阴润燥，赤芍、牡丹皮、黄芪、山药、桃仁、红花益气活血，柴胡条达气机。全方以润燥活血为主，因气为血之帅，气行则血行，故方中又加入一味柴胡以助血行。

【用法】水煎服，每日1剂。

【按语】原方无用量。

【方三】降糖明目 1 号方

【出处】《河南中医》

【组成】女贞子，旱莲草，茜草根，白茅根，大黄，三七粉，黄芪，山药，苍术。

【功用】益气补肾，凉血止血。

【主治】糖尿病合并眼底出血之出血期。

【方解】女贞子、旱莲草补益肝肾，清虚热，明目；茜草根、白茅根、大黄、三七粉凉血止血；黄芪、山药、苍术益气健脾燥湿。糖尿病合并眼底出血之出血期，当务之急为止血，故方中安排大量止血药，女贞子、旱莲草入肝、肾经，兼有引药入经的作用。

【用法】水煎服，每日1剂。

【按语】原方无用量。

【方四】降糖明目 2 号方

【出处】《河南中医》

【组成】丹参，泽兰，红花，益母草，旱莲草，郁金，黄芪，山药，苍术。

【功用】活血利水，益气明目。

【主治】糖尿病合并眼底出血之吸收期。

【方解】丹参、泽兰、红花、益母草为活血兼有利水作用的药物，可促进瘀血吸收；旱莲草、郁金、黄芪、山药、苍术补肝肾，明目。糖尿病合并眼底出血之吸收期已无活动性出血，故可加大活血力度，若仍有出血则不宜使用。

【用法】水煎服，每日1剂。

【按语】原方无用量。

【方五】三消汤

【出处】《湖南中医杂志》

【组成】花粉，葛根、生地黄、玄参、丹参、山药各15～30克，生石膏、黄芪各15～50克，苍术、黄柏、知母、泽泻、麦冬、五味子各10～20克。

【功用】清热养阴，三消并治。

【主治】糖尿病。

【方解】方名“三消汤”，顾名思义，上、中、下三消同治，玄参、生石膏、五味子偏上消；花粉、葛根、麦冬、苍术偏中消；黄柏、知母、泽泻、生地黄、山药、黄芪、丹参偏下消。三消中又偏重于下消，为消渴病常用方剂。

【用法】1日1剂，水煎两次，分3次饭前1小时服，15日为1个疗程，一般2～6个疗程即可控制病情，继续巩固1～2个疗程，采用2～3日服1剂的方法递减，逐渐停药。

【按语】气阴两虚型重用黄芪、山药，酌加黄精、太子参、人参；血糖下降缓慢重用苍术、玄参，加黄连、玉竹、乌梅；轻度酮症可加黄芩、黄连。

1.15 白血病

白血病是一种造血系统的恶性肿瘤，其特征是骨髓、淋巴结等造血系统中一种或多种细胞成分发生恶性肿瘤，并浸润体内各脏器组织，导致正常造血细胞受抑制，造血功能衰竭，产生贫血、出血、感染及白血病细胞浸润的各种症状。该病属中医学“血证”“虚劳”“积聚”等范畴。本病以虚为主，虚实夹杂。虚为肝肾阴虚，气血亏少；实为邪毒内蕴，血瘀痰凝。

【方一】

【组成】虎杖30克，花生衣3克，大枣60克，鸡血藤30克。

【功用】清热解毒，活血化瘀。

【主治】急性白血病。

【方解】虎杖清热解毒，活血化瘀；花生衣补血；鸡血藤补血行血，通经络，强筋骨，活血；大枣健脾。

【药理】花生衣能对抗纤维蛋白的溶解，促进骨髓造血功能，增加血小板的含量，对出血及出血引起的贫血有明显疗效；鸡血藤能增强小鼠肾脏及子宫的能量代谢及合成代谢的反应，体外实验对金黄色葡萄球菌、白色葡萄球菌、乙型链球菌、甲型链球菌、大肠杆菌、绿脓杆菌、卡他球菌等有敏感抑菌作用，对贫血家兔末梢红细胞、血色素及网织红细胞低有很好的疗效；虎杖有良好的抑菌作用，尤其对金黄色葡萄球菌等有明显的抑制作用。

【用法】水煎服，每日1剂。

【方二】青黄散方

【出处】《中西医结合杂志》

【组成】青黛、雄黄二者按照9∶1比例研细末后混匀装胶囊。

【功用】解毒化瘀，凉血消积。

【主治】慢性粒细胞性白血病。

【方解】方中青黛消肿散瘀，凉血解毒；雄黄解百毒，消积聚，化腹中瘀血。

【药理】青黛醇浸液（0.5克/毫升）在体外对炭疽杆菌、肺炎杆菌、志贺氏痢疾杆菌、霍乱弧菌、金黄色和白色葡萄球菌皆有抑制作用；雄黄有抗菌作用，雄黄水浸剂（1∶2）在试管内对多种皮肤真菌有不同程度的抑制作用。

【用法】诱导缓解剂量每日6～14克，分3次饭后服；维持缓解剂量每日3～6克，分2～3次饭后服。

【按语】本方疗效快，副作用较轻，未见骨髓抑制。但治疗缓解后不宜立即停药，以免病情复发。

第2章　外科

2.1 胆囊炎

【方一】利胆行气汤

【出处】《实用外科手册》

【组成】枳壳10克，香附10克，延胡索12克，广木香10克，郁金10克，柴胡10克，黄芩10克，白芍12克，大黄9克，半夏9克。

【功用】疏肝解郁，行气止痛。

【主治】右上腹胀痛、隐痛，可向右肩背部放射，伴口苦、食欲减退或恶心呕吐，无明显寒热及黄疸。

【用法】水煎服，日1剂。

【方二】大柴胡汤加减

【出处】《金匮要略》

【组成】柴胡、生姜各12克，黄芩、白芍、半夏、枳实各9克，大黄6克，大枣10克。

【功用】疏肝利胆，清热利湿。

【主治】右上腹持续性胀痛、胸腹痞满，黄疸，恶寒发热，恶心呕吐，小便黄，大便结。

【方解】本方由小柴胡汤去人参、甘草，加大黄、枳实、白芍而成，是治少阳病不解，邪气初入阳明，微成腑实之方。故仍以和解少阳为主，轻泻热结为次。方中主药柴胡、黄芩和解少阳，祛半表半里之邪；辅以大黄、枳实内泻热结，行气消痞，除阳明微实；佐以白芍助柴、芩清肝胆之热，白芍伍大黄，解腹中实痛，半夏、生姜和胃止呕；使以大枣益气和中，伍白芍以防热邪入里伤阴，亦可缓和枳实、大黄泻下伤阴之弊；姜枣调和营卫。诸药相伍，共奏和解少阳，内泻热结之功效。

【药理】解热，消炎，镇静，镇痛，镇吐，泻下，保肝，利胆，排石。其中柴胡解热，抗炎，镇痛，抗流感、牛痘病毒，抑制结核分枝杆菌及钩端螺旋体；黄芩所含黄芩苷、黄芩素具有显著的解热作用，抗流感病毒和多种球菌、杆菌；大黄中所含番泻苷具泻下作用，可促进胆汁分泌，增加胆红素和胆汁酸，抗多种球菌、杆菌、真菌和病毒；枳实加强肠蠕动，以排泄积气；生姜、半夏善于镇吐，祛痰；白芍调整胃肠平滑肌运动，以解痉镇痛，抗菌，消炎；大枣具抗过敏作用。

【用法】水煎服，日1剂。

【方三】龙胆泻肝汤加减

【出处】《医方集解》

【组成】龙胆草10克，黄芩10克，山栀12克，生地黄12克，柴胡10克，车前草15克，黄连10克，大黄12克，木通12克，泽泻12克，当归12克。

【功用】疏肝利胆，清热泻火。

【主治】右上腹持续性胀痛，痛而拒按，或可触及肿大的胆囊，壮热不退，口苦心烦，小便短赤，大便燥结。

【方解】方中主药龙胆草大苦大寒，既泻肝胆实火，又清肝胆湿热；辅以黄芩、栀子苦寒泻火，助龙胆草之力。柴胡疏畅肝胆，助龙胆草清热泻火；佐以泽泻、木通、车前子渗利水湿，使湿邪从小便而出。当归、生地黄滋阴养血，以防苦寒药化燥伤阴；使以甘草调药和中，防苦寒伤胃。诸药合用，共收泻肝胆实火，清下焦湿热之功效。全方具泻中有补，清中有养，降中寓升，祛邪不伤正，泻火不伐胃的配伍特点。

【药理】解热，抗炎，抑菌，利尿，利胆，保肝，降压，镇静，健胃。其中龙胆草健胃，抗菌，促进细胞吞噬功能，保肝，利尿；柴胡镇静，镇痛，解热，抗炎，利胆，增强免疫力，抗病毒；黄芩、山栀抗菌，解热，消炎；当归抗炎，镇痛，抑制血小板聚集；生地黄保肝，抗炎，利尿；泽泻、木通、车前草利尿；甘草所含甘草酸和甘草次酸，具有保泰松样的抗炎作用。

【用法】水煎服，日1剂。

2.2 胆石症

【方一】绿茶

【出处】流传民间

【组成】绿茶。

【主治】胆结石。

【用法】晒干研末，沸水冲开，趁热连茶末一起饮下，每天晨起空腹和睡前各饮一次，其他时间随时可服，初服时每次2茶匙，每天服6次，约两年后，改为每次1茶匙，每日4次。

【方二】胆石症急性发作验方

【出处】流传民间

【组成】柴胡12克，制半夏10克，黄芩10克，炒枳壳10克，炙大黄10克，赤芍15克，金钱草30克，海金沙（包）15克，鸡内金10克，广郁金10克。

【主治】胆石症急性发作。

【用法】加水淹没上药3厘米许，浸泡15分钟，先用武火烧开，再继续用文火煎20分钟，取汁分早晚2次，饭后温服。

【方三】金钱草膏

【组成】四川大叶金钱草30克，茵陈、芦根、蒲公英、乌梅各15克，柴胡、白芍、牡丹皮、郁金、木香、香附、陈皮各5克。

【主治】胆石症。

【用法】以上诸药水煎去渣，浓缩，每5千克药熬成1.5千克，加蜂蜜适量。

2.3 泌尿系结石

泌尿系结石属中医学的“石淋”范畴，一般认为系湿热下注膀胱，膀胱气化不利，日久湿热煎熬蕴结成石所致，治疗多以清利湿热、通淋排石为主。

【方一】八正散

【出处】《太平惠民和剂局方》

【组成】车前子、瞿麦、萹蓄、滑石、山栀、甘草梢、木通、制大黄各9克，灯芯草2克。

【功用】清热利湿，通淋排石。

【主治】肾结石、输尿管结石、膀胱结石湿热蕴结型。

【方解】本方病机乃湿热下注膀胱。故治宜清热泻火，利水通淋。方中以车前子、瞿麦、萹蓄、木通、滑石为主药，以利水通淋，清利湿热；辅以山栀清利三焦湿热，大黄泻热降火，灯芯草导热下行，甘草调和诸药，止痉中作痛。其中木通、灯芯草、山栀、大黄、车前子具有泻心火、利小便，使湿热从二便分消之效。故此方亦治心经邪热之口舌生疮，咽喉肿痛，烦躁不宁之症。

【药理】利尿，抗菌，促凝止血。其中瞿麦、萹蓄以煎剂口服，能明显利尿，且瞿麦能增加氯化物的排泄；滑石、车前子、大黄均能利尿，车前子可增加尿量、尿素、尿酸及氯化钠的排泄；萹蓄、木通、车前子抗感染，车前子抗炎，降血脂；萹蓄、瞿麦降血压；大黄、栀子、萹蓄均能促凝止血，大黄酚能增加血小板，缩短凝血时间；大黄、甘草广谱抗菌，瞿麦、山栀、大黄能抑制多种杆菌、球菌繁殖。故本方用于泌尿系感染颇为有效。

【用法】水煎服，日1剂。

【方二】沉香散合五淋散加减

【组成】茯苓15克，猪苓10克，泽泻10克，白术10克，桂枝5克，沉香3克，金钱草30克，川牛膝10克，赤芍15克，桃仁10克，鱼脑石30克。

【功用】行气活血，散结通淋。

【主治】肾结石、输尿管结石、膀胱结石气滞血瘀型。

【方解】茯苓、猪苓、泽泻利水通淋，赤芍凉血活血。集清利于一方，标本兼顾，扶正与祛邪并用，为其配伍特点。

【用法】水煎服，日1剂。

【方三】右归饮加减

【出处】《景岳全书》

【组成】熟地黄24克，炒山药9克，山茱萸6克，杜仲9克，制附子7克，枸杞子9克，肉桂5克，炙甘草3克。

【功用】温补肾阳，填精补血。

【主治】治肾阳不足，精血亏损所致的腰膝酸痛，神疲乏力，畏寒肢冷，小便清长，咳喘，泄泻，舌淡苔白，脉沉细；或阴盛格阳，真寒假热证。

【方解】方中主药附子、肉桂温补肾阳而祛寒；辅以熟地黄滋肾补精血，山茱萸、枸杞子滋肝肾，益精血；佐以杜仲补肝肾，强筋骨。山药、甘草补中益脾。诸药合用，共奏温补肾阳，填精补血之功效。

【药理】增强免疫、抗病和耐寒能力，兴奋和调节垂体-肾上腺皮质激素，增强消化和造血机能，扩张血管，促进血液循环，降血压，降血糖，强心，利尿，抗菌，抗病毒，镇静，镇痛。其中熟地黄、枸杞子能增强免疫力和造血功能，抗肿瘤；熟地黄还能强心，降血压；枸杞子又可降血脂，保肝，降血糖，提升耐缺氧能力，延缓衰老；杜仲能调节免疫功能，增强吞噬功能，促进性腺发育，增强垂体-肾上腺皮质功能，调节环核苷酸代谢，利尿，降低胆固醇，镇静，镇痛，安胎，抗菌。临床应用：本方是肾阳不足，精血亏损的常用方剂。以腰酸肢冷，神疲乏力，小便清长，脉沉细为据。若泄泻者，加肉豆蔻、补骨脂，以温阳止泻；气虚者，加党参、白术；火衰不能生土，呕吐吞酸者，加炮姜；少腹多痛者，加吴茱萸、茴香；淋带不止者，加补骨脂；血少血滞，腰膝软痛者，加当归。本方用于慢性肾炎，高血压病，自身免疫功能低下，造血功能障碍，慢性支气管哮喘，贫血，神经衰弱，精子缺乏（加味）属肾阳不足，精血亏损者。如治阴盛格阳，真寒假热证，宜加泽泻6克水煎，冷服。

【用法】水煎，1日1剂，于饭前1小时分3次服。

【方四】三金汤

【出处】上海中医学院《方剂学》

【组成】金钱草30克，海金沙15克，石韦、瞿麦、冬葵子各9克，鸡内金6克。

【功用】清热通淋，利尿排石。

【主治】治石淋，小便淋痛，尿血，尿中有砂石，腰痛。

【方解】方中主药金钱草，利尿通淋排石；辅以石韦、瞿麦、冬葵子、海金沙清热利水，促使结石从尿中排出。全方配伍特点：以利尿通淋排石为主，辅以清热利水之品。临床应用：常用于治疗泌尿系结石。以本方去冬葵子，加滑石、车前草、牛膝、王不留行、琥珀为基础方治疗。若肾虚者，加续断、淫羊藿、胡桃仁；气虚者，加黄芪、党参；血虚者，加当归、黄精；腰痛者，加乌药，并配合跳跃活动。运用时减去利尿药，加郁金、枳壳、木香等疏肝理气药亦用于胆道结石症。排出结石后，以知柏地黄丸、大菟丝子丸补肾方剂调理；亦可经常用金钱草、陈皮泡茶饮，以防复发。

【用法】水煎，1日1剂，饭前1小时分3次服。

【方五】排石冲剂

【出处】《江苏省药品标准》

【组成】连钱草、冬葵子、石韦、车前子、瞿麦、滑石、徐长卿、忍冬藤、甘草。

【功用】利尿，通淋，排石。

【主治】治下焦湿热所致肾结石、输尿管结石、膀胱结石等泌尿系结石症，尿出困难，茎中痛引小腹。

【方解】方中连钱草清热利尿，通淋排石；瞿麦、石韦、车前子、滑石、冬葵子清热利尿通淋；忍冬藤、徐长卿清热解毒；甘草利尿引邪外出。诸药合用，除下焦湿热，利石淋、热淋。

【药理】利尿，利胆排石，抗炎，镇痛，抑制某些细菌。甘草具解毒作用。临床应用：本方是治疗下焦湿热所致泌尿系统结石和热淋的方剂。若干以连钱草为主的方剂，经临床应用，对泌尿系统结石，肝、胆结石有效。

【用法】冲剂，每袋10克。口服，每次1袋，1日3次，开水冲服。使用注意：服药期间，多做体位运动，以利加速结石排出。坚持用药，宜多饮水。孕妇慎用。

2.4 血栓闭塞性脉管炎

血栓闭塞性脉管炎是周围动脉的慢性、持续进展性炎症病变，主要发生在下肢，以青壮年男性为多。其特点是初起患指（趾）怕冷，紫暗，剧痛，继则可变黑褐色，肢节脱落，属中医“脱疽”范畴，多由寒、湿、热、瘀诸邪阻滞于经络所致。

【方一】阳和汤

【出处】《外科证治全生集》

【组成】熟地黄10克，白芥子10克，鹿角胶10克，肉桂6克，炮姜10克，麻黄6克，牛膝30克，鸡血藤15克，甘草6克。

【功用】温经散寒，活血通络。

【主治】血栓闭塞性脉管炎阳虚寒凝型。

【方解】重用熟地黄，以温补营血；鹿角胶填精补髓，强壮筋骨，助熟地黄以养血；炮姜、肉桂温中有通，以温通经脉，解散寒凝痰滞；麻黄开腠理以达表；白芥子祛皮里膜外之痰，与温补药同用，则补而不腻，通而不散；生甘草有化毒之功。本方配伍特点，为温补营血不足，解散阴凝寒痰，使破阴回阳，消寒化痰。

【药理】抑制结核分枝杆菌，扩张血管，强心，利尿。生地黄具糖皮质激素样作用；甘草浸膏具肾上腺皮质激素样作用。

【用法】水煎服，日1剂。

【方二】血府逐瘀汤

【出处】《医林改错》

【组成】桃仁10克，红花6克，当归10克，生地黄15克，川芎10克，赤芍10克，牛膝30克，桔梗10克，柴胡10克，枳壳10克，甘草6克，延胡索10克，五灵脂10克，地龙10克，土鳖虫6克。

【功用】活血化瘀，扶正解毒。

【主治】血栓闭塞性脉管炎血瘀阻络型。

【方解】主药当归、川芎、赤芍、桃仁、红花活血祛瘀，以祛除胸中瘀血；辅药桔梗、柴胡、枳壳通畅胸中气滞，气行则血行；佐以生地黄清血分瘀热，牛膝通血脉，引瘀血下行；使以甘草调和诸药，缓急止痛。全方配伍特点：行血分瘀滞，解气分郁结，活血不耗血，祛瘀能生新。

【药理】改善血液流变学，抗血小板聚集，改善微循环，加快血流速度，扩张血管，增加缺血器官血流量，尤能增加冠状动脉血流量，保护急性心肌梗死，降低脑血管阻力，对抗脑血管痉挛，抗慢性炎症，增加网状内皮系统吞噬功能，抑制巨噬细胞吞噬功能，增加抗体生成细胞，使抗体分泌增加，增强T细胞和B细胞功能，降低血清胆固醇。

【用法】水煎服，日1剂。

【方三】四妙勇安汤

【出处】《验方新编》

【组成】玄参10克，金银花15克，当归10克，甘草4克，栀子10克，黄芩10克，牡丹皮10克，生地黄10克，板蓝根15克，蒲公英10克，地丁10克。

【功用】清热解毒，活血养阴。

【主治】血栓闭塞性脉管炎热毒阻络型。

【方解】方中主药金银花清热解毒为主，辅以玄参泻火解毒，佐以当归活血散瘀，使以甘草伍金银花加强清热解毒作用。本方具有量大力专、连续服用的特点。

【药理】抗炎，消肿胀，镇痛，抑制葡萄球菌及绿脓杆菌。甘草解毒，扩张血管，增加循环血流量，抑制血小板聚集，抗血栓形成。

【用法】水煎服，日1剂。

【方四】八珍汤

【出处】《正体类要》

【组成】人参12克，白术10克，黄芪15克，当归10克，茯苓15克，川芎10克，白芍10克，熟地黄10克，银花12克，玄参10克，炙甘草10克。

【功用】补益气血，调和营卫。

【主治】血栓闭塞性脉管炎气血两虚型。

【方解】方中主药人参、熟地黄益气养血；辅以白术、茯苓健脾渗湿，当归、白芍养血和营；佐以川芎活血行气，使补而不滞；使以炙甘草益气和中，调和诸药，共奏气血双补之功效。其具有益气健脾与补血调血并用，补中有通，补而不滞的配伍特点。

【药理】兴奋全身机能，增强血液循环，纠正贫血状态，调节子宫机能，缓解平滑肌痉挛，提高机体免疫力。其中人参、白术、茯苓、甘草能使中枢神经系统兴奋，增加红细胞及血红蛋白，抑制和预防溃疡病，升高肝糖原含量，改善肝脏解毒功能；熟地黄、白芍、当归、川芎能增生红细胞，改善血循环障碍，调节子宫机能。

【用法】水煎服，日1剂。

第3章 儿科

3.1 小儿消化不良

小儿消化不良为儿科多发病。临床上以腹泻、不消化、食欲减退、腹胀、腹痛，伴有恶心、呕吐、粪便镜检可见大量脂肪球为特征。若治疗不得当，可迁延不愈，影响小儿生长发育，易演变成营养不良、佝偻病、贫血等慢性疾病。

【方一】验方

【出处】《中国民间疗法》

【组成】葱白1根，生姜15克。

【功用】通阳散结。

【主治】小儿消化不良。

【方解】葱白为百合科植物葱的鳞茎，性温味辛，有发表散寒，通阳散结之功；生姜性温味辛，能发汗解表，祛风散寒。

【药理】葱白含挥发油，其挥发油对白喉杆菌、葡萄球菌等有抑制作用，并对多种皮肤真菌有抑制作用；生姜含挥发油，油中主要为姜醇、姜烯、水芹烯、柠檬醛、芳香醇、甲基庚烯酮、壬醛等，尚含辣味成分姜辣素，对伤寒杆菌、霍乱弧菌、阴道滴虫等均有不同程度的抑杀作用，并有止呕、退热的作用。

【用法】共捣碎后加入茴香粉9克，混匀后炒热（以皮肤能忍受为度），用纱布包好敷于脐部。每日1～2次直到治愈。

【方二】升清降浊汤

【出处】《中国中医药信息杂志》

【组成】苍术10克，白术10克，炒薏米10克，茯苓10克，藿香8克，葛根8克，荷叶6克，陈皮8克，扁豆8克，白蔻8克，神曲6克。

【功用】健脾和胃止泻。

【主治】小儿消化不良性腹泻。

【方解】方中苍术、白术、炒薏米、茯苓、藿香、葛根、荷叶运脾化湿，升清止泻；陈皮、扁豆、白蔻和胃降浊；神曲助消化。全方配伍，切合“脾升清，胃降浊”。

【药理】苍术、白术、炒薏米、茯苓、藿香、葛根、荷叶、白蔻、扁豆能增强淀粉酶的活性和左旋木糖的吸收率，以健运脾土；茯苓有利尿的功能，能提高机体免疫力，抗肿瘤，抗心肌缺血，降血糖；神曲含有乳酸杆菌及淀粉酶，可助消化，抑制致病性大肠杆菌的生长；陈皮对消化道有缓和作用，利于胃肠积气的排出，并能促进胃液分泌，有助于消化，还能刺激呼吸道黏膜，使其分泌增多，痰液稀释，有利于排出；甘草有抗炎、抗氧化等作用。

【用法】每天1剂，水煎分3次服。

【方三】大承气汤加减

【出处】《中国中医急症》

【组成】大黄8克（后下），芒硝8克，枳实10克，厚朴8克。症状消除后以扁豆、山药、薏苡仁、法半夏、茯苓、白术健脾和胃。

【功用】荡涤肠胃。

【主治】小儿消化不良。

【方解】方中大黄苦寒，既能挫其热势，又可泻下通便；芒硝性寒，软坚润燥，助大黄泻热荡积、推陈致新；佐以枳实、厚朴行气放结，消食除满；茯苓、白术健脾和胃。如此腑通胃和，则病去体安。

【药理】大黄有泻下作用；芒硝所含主要成分为硫酸钠，能对肠道起机械性的刺激，促进肠蠕动而致泄；枳实对胃肠道平滑肌有促动力作用，可使胃肠平滑肌兴奋，使胃肠运动收缩节律增强而有力，增强胃排空；厚朴有抗菌、镇静中枢神经、使肌肉松弛、抗溃疡等作用；白术、茯苓、扁豆能增强淀粉酶的活性和左旋木糖的吸收率，以健运脾土，升阳化湿，收敛止泻；山药、薏苡仁能调节消化酶的分泌，增强消化与免疫功能。

【用法】每日1剂，水煎分3次服，5天为1个疗程，共用10天。

【方四】胃安通降汤

【出处】《新中医》

【组成】枳实30克，莪术15克，威灵仙、青皮、陈皮各10克，炒莱菔子20克。

【功用】消积导滞，理气通降。

【主治】小儿消化不良。

【方解】枳实、莪术、炒莱菔子、青皮、陈皮、威灵仙消积导滞，理气通降。

【药理】枳实、莪术、青皮对胃肠道平滑肌有促动力作用，可使胃肠平滑肌兴奋，使胃肠运动收缩节律增强而有力，增强胃排空；威灵仙有促进肠平滑肌运动和调节胃肠运动功能作用。

【用法】每天1剂，水煎取汁300毫升，早、晚餐前30分钟各服150毫升。

3.2 婴儿湿疹

婴儿湿疹是一种常见的急性或亚急性皮肤瘙痒性、炎症性疾病，属中医学“胎毒”“湿毒”范畴，俗称奶癣，是婴儿常见的皮肤病。轻者皮肤出现局部红斑、丘疹、水疱，有分泌物渗出；重者以糜烂瘙痒为主反复发作，影响婴儿健康。

【方一】艾叶外洗方

【出处】《中医·养生》

【组成】艾叶少许。

【功用】利湿止痒。

【主治】婴儿湿疹。

【方解】艾叶味苦、辛，性温，归肝、脾、肾经，有利湿止痒之功。

【药理】艾叶油具有抗过敏作用。体外实验证明，艾叶油对球菌和大多数革兰氏阴性杆菌均有抑制作用。水煎剂及煎剂对多种致病细菌及真菌有轻度抑制作用。艾叶熏烟对细菌和真菌亦有明显抗菌作用，用于空气消毒，可使菌落减少95.0%～99.8%。

【用法】用8～15克艾叶加1升水煮沸（水沸后即止），将药液用纱布滤取药渣后倾入浴盆，兑入适量清水，调整水温为38～42℃，为婴儿洗浴（艾叶用量视婴儿体重和洗澡用水量而定，原则上以洗澡水呈浅褐色为宜），浴后抱出拭干。对于脂溢型或湿润型湿疹的婴儿，可用松花粉均匀涂布患处或皮肤褶皱较多的地方。松花粉（松科植物马尾松或同属植物的干燥花粉）是花粉制剂，具有祛风收敛祛湿的作用。一般每日洗1～2次，1～2周便会痊愈，而且不易复发。

【按语】①皮肤上的痂皮会逐渐自行脱落，家长不要硬性揭下痂皮。②不要用婴儿肥皂以及各种浴液和洗液给婴儿勤洗患处，否则会加重湿疹。③可带患严重难愈湿疹的婴儿到中医门诊辨证用药。

【方二】验方

【出处】《河北中医》

【组成】龙胆草3克，紫草6克，连翘6克，马齿苋5克，生石膏10克，生地黄6克。

【功用】清热利湿，疏风止痒。

【主治】婴儿湿疹湿热型，症见形体强壮，活泼好动，多食易饥，易怒，大便干，小便赤。

【方解】方中龙胆草大苦大寒，能上清肝胆实火，下泄肝胆湿热，泻火除湿，切中病机；生石膏辛甘大寒，清热泻火，尤善清胃经实热；紫草、连翘、马齿苋凉血解毒；诸药属苦寒燥湿伤阴之品，故用生地黄养阴，祛邪而不伤正。

【药理】龙胆草含龙胆苦苷、獐牙菜苦苷、龙胆二糖、龙胆酮和龙胆酸等，有抑菌、镇静、松肌、降压、健胃的作用；紫草对金黄色葡萄球菌、大肠杆菌、枯草杆菌等具有抑制作用；连翘浓缩煎剂在体外有抗菌作用，可抑制伤寒杆菌、副伤寒杆菌、大肠杆菌、痢疾杆菌、白喉杆菌及霍乱弧菌、葡萄球菌、链球菌等，并有抗炎作用；马齿苋对大肠杆菌、伤寒杆菌、金黄色葡萄球菌有显著的抑制作用；石膏能抑制发热时过度兴奋的体温调节中枢，抑制汗腺分泌并能降低血管通透性，减少渗出，从而阻断斑疹丘疹形成疱疹，同时促进疱疹迅速结痂干燥；生地黄具有降压、镇静、抗炎、抗过敏、强心、利尿、调节免疫功能等作用。

【用法】日1剂，头2煎分两次温服，第3煎外洗或湿敷。

【按语】加减：便干加重紫草、生地黄用量；皮疹以头面为主加蝉蜕、野菊花；下肢重加苦参、黄柏；渗出液多加土茯苓；痒甚加徐长卿、白鲜皮。

【方三】验方

【出处】《河北中医》

【组成】黄芪9克，白芍药6克，防风6克，甘草3克，当归9克，丹参9克，山药9克，白扁豆6克。

【功用】健脾润燥，益气养血。

【主治】婴儿湿疹血燥型，症见形体偏弱，面色少华，食纳较少，少动懒言，哭声较低，大便多不成形，小便多清，舌淡，苔少或花剥。

【方解】山药、白扁豆、防风健脾润燥；黄芪、甘草益气；白芍、当归、丹参养血。诸药合用，则血脉调和，瘙痒自止。

【药理】黄芪具有增强机体的免疫功能，强心、降压、降血糖、利尿、抗衰老、抗肿瘤、抗疲劳、抗病毒、镇静、镇痛等作用；丹参能改善血液流变性，降低血液黏度，抑制血小板和凝血功能，激活纤溶，对抗血栓形成；白芍能促进小鼠腹腔巨噬细胞的吞噬功能，并有提高免疫力、镇痛、解痉的作用；防风有解热、抗炎、镇静、镇痛、抗惊厥、抗过敏作用；当归具有扩张血管、抗栓、抗凝的作用；山药对肠管运动有双向调节作用，能助消化，并有降血糖、抗氧化作用；扁豆能增强淀粉酶的活性和左旋木糖的吸收率，可以健运脾土，升阳化湿，收敛止泻。

【用法】日1剂，头2煎分两次温服，第3煎外洗或湿敷。

【按语】加减：痒甚加白鲜皮、苦参；烦急加佛手、青皮；皮疹反复不愈加赤芍药、乌梢蛇。

【方四】冰黛散

【出处】《四川中医》

【组成】青黛150克，苦杏仁（煅存性）100克，黄柏、地肤子各100克，氯霉素80克，冰片10克。

【功用】健脾利湿，泻火止痒。

【主治】婴儿湿疹。

【方解】青黛味咸，性寒，有清热解毒、凉血散肿、促进结痂之功；冰片味辛、苦，性微寒，有开窍醒神、清热止痛和防腐之用；黄柏味苦，性寒，具清热燥湿、泻火解毒之力；苦杏仁味苦，性微温，可杀虫治诸疮疥，将杏仁煅存性用于外科疾病婴儿湿疹的治疗，是杏仁的妙用；地肤子味苦，性寒，有清热利水、止痒的功效；氯霉素为抗生素药，具杀菌消炎、收敛滋液之力。诸药合用，共奏清热利湿、收敛止痒、解毒消炎之功效。前贤有"外科之法，最重外治"之训，外用药具有使药物直达病所，见效快的特点，最适合小儿用药。

【药理】青黛含靛蓝和靛玉红，对金黄色葡萄球菌、炭疽杆菌、志贺氏痢疾杆菌、霍乱弧菌等有抗菌作用；冰片对金黄色葡萄球菌有抑制作用，主要成分有耐缺氧作用；黄柏具有广泛的抗菌作用，对金黄色葡萄球菌、溶血性链球菌等均有抑制作用；地肤子水浸液对许兰氏黄癣菌、铁锈色小芽孢等多种皮肤真菌均有不同程度的抑制作用；苦杏仁是山杏果仁，味苦，含脂肪油50%，并含有苦杏仁苷和苦杏仁酶和各种游离氨基酸，有杀菌消炎作用。

【用法】将黄柏、地肤子烘干，杏仁在锅里文火煅黑，再把各种药物分别研成极细末，过120目筛，装瓷瓶，密封备用。渗出液多者（湿性），干撒患部；渗出液少或无渗出液者（干性），用小儿宝宝霜与药粉以10∶1的比例配制混匀，擦于患部，不需包扎。1日2～3次，连续用药7天为1个疗程。

【按语】治疗期间忌食海鲜等物，避免搔抓及用肥皂、热水烫洗。

3.3 水痘

水痘是由水痘病毒引起的急性传染病，1～4岁小儿多见，一年四季均有发生，但常见于冬春两季，传染性强。中医称“水花”“水喜”“水赤豆”等。

【方一】桑菊饮加减

【出处】《实用中医儿科手册》

【组成】桑叶10克，野菊花10克，连翘6克，芦根10克，银花10克，薄荷（后下）6克，牛蒡子6克，桔梗3克，滑石（包煎）15克，薏苡仁10克，甘草3克。

【功用】清热解毒，疏风渗湿。

【主治】水痘风热夹湿。

【方解】桑叶、菊花疏散风热；桔梗、牛蒡子清利咽喉；银花、连翘清热解毒；薄荷利咽喉、清头目；芦根清热生津；滑石、薏苡仁利水渗湿。

【药理】银花有抗病毒作用；连翘浓缩煎剂在体外有抗菌作用，可抑制伤寒杆菌、副伤寒杆菌、大肠杆菌、痢疾杆菌、白喉杆菌及霍乱弧菌、葡萄球菌、链球菌等；薄荷含有薄荷醇、薄荷酮等成分，具有镇痛止痒之功；桑叶有抗病原微生物的作用，其煎剂在体外试验对金黄色葡萄球菌、大肠杆菌、乙型链球菌及白喉杆菌有较强的抑制作用，另外还有解痉、利尿作用；桔梗含桔梗皂苷、桔梗酸等成分，具有祛痰、抗炎、降胆固醇等作用；滑石所含硫酸镁有吸附和收敛的功效，内服能保护肠壁；薏苡仁具有解热、镇静、镇痛、抑制骨骼肌收缩的作用。

【用法】水煎服，日1剂。

【方二】银翘散

【出处】《实用中医儿科手册》

【组成】银花10克，连翘10克，水牛角（先煎）30克，赤芍10克，牡丹皮10克，生石膏30克，知母6克，生地黄10克，薏苡仁10克，甘草3克。

【功用】清热凉血，解毒祛湿。

【主治】水痘邪热炽盛。

【方解】银花、连翘清热解毒；赤芍、牡丹皮、水牛角清热凉血，活血祛瘀；石膏、知母清热泻火；生地黄清热凉血，养阴生津；薏苡仁利水渗湿；甘草调和诸药。

【药理】银花有抗病毒作用；连翘浓缩煎剂在体外有抗菌作用，可抑制伤寒杆菌、副伤寒杆菌、大肠杆菌、痢疾杆菌、白喉杆菌及霍乱弧菌、葡萄球菌、链球菌等；赤芍、牡丹皮具有扩张血管、抗栓、抗凝的作用；石膏能抑制发热时过度兴奋的体温调节中枢，抑制汗腺分泌并能降低血管通透性，减少渗出，从而阻断斑疹丘疹形成疱疹，同时促进疱疹迅速结痂干燥；知母含有多种皂苷、烟酸、黏液质，有抗菌、解热、镇静等作用；生地黄具有降压、镇静、抗炎、抗过敏、强心、利尿、调节免疫功能等作用；薏苡仁具有解热、镇静、镇痛、抑制骨骼肌收缩的作用；水牛角有强心、降血压、抗炎、镇静、解热的作用。

【用法】水煎服，日1剂。

【方三】验方

【出处】《实用中医儿科手册》

【组成】银花10克，芦根30克，甘草3克。

【功用】清热解毒生津。

【主治】水痘。

【方解】银花清热解毒；芦根清热泻火，生津止渴，除烦，止呕，利尿；甘草调和诸药。

【药理】银花有抗病毒作用；芦根具有解热、镇静、镇痛、降血压、降血糖、抗氧化、抑制骨骼肌收缩的作用。

【用法】水煎内服，日1剂，连服3～4日。

【方四】验方

【出处】《实用中医儿科手册》

【组成】野菊花10克，银花10克，紫草10克，甘草3克。

【功用】清热解毒凉血。

【主治】水痘。

【方解】野菊花、银花疏散风热，清热解毒；紫草清热凉血活血；甘草调和诸药。

【药理】野菊花、紫草对金黄色葡萄球菌、多种致病性杆菌及皮肤真菌均有一定抗菌作用，并具有降压、缩短凝血时间、解热、抗炎、镇静作用；银花有抗病毒作用。

【用法】水煎内服，日1剂，连服3日。

3.4 鹅口疮

鹅口疮是婴幼儿的常见病之一，它是由白念珠菌感染所致的口腔炎症，状似鹅口，白屑似雪，又称“雪口”，现代医学称“念珠菌病”。中医学认为，小儿胎中受热，蕴于心脾，心脾积热上熏；禀赋不足；体质素弱；护理不当，致口腔不洁，感染邪毒而引起，多见于新生儿，营养不良、消化不良及免疫缺陷之婴儿。现代医学认为新生儿、婴儿因口腔不洁、黏膜损伤、营养不良、慢性腹泻或长期应用广谱抗生素（包括成人）、肾上腺皮质激素导致消化道菌群失调进而引起机体抵抗力低下时，口内白念珠菌迅速生长而发病，其典型症状是口腔黏膜上出现白色点状或乳凝块样物，布满颊部、舌、齿龈、上颚等处。

【方一】验方

【出处】《家用良方》

【组成】赤小豆24粒。

【功用】清热利水。

【主治】小儿鹅口疮。

【方解】赤小豆清热利水。

【药理】赤小豆有抑菌、利尿的作用。

【用法】捣研成末，以醋调和，频频涂之。

【方二】清火口疳散

【出处】《广西中医药》

【组成】①清火散：黄连、黄柏、青黛各3克，黄芩5克，石膏8克，冰片0.2克，薄荷脑0.1克，共研细末，100目筛过筛，上一料分8包；②口疳散：玄明粉6克，煅石膏8克，青黛1克，冰片、血竭各0.4克，薄荷脑0.1克，共研细末备用。

【功用】清热泻火。

【主治】小儿鹅口疮。

【方解】清火散清胃泻火、釜底抽薪治其本；外用口疳散祛腐解毒、燥湿生肌，直达病所治其标。

【药理】黄连、黄芩、黄柏具有广泛的抗菌作用，对金黄色葡萄球菌、溶血性链球菌等均有抑制作用；青黛有抗癌、抗菌、保肝作用；石膏能抑制发热时过度兴奋的体温调节中枢，抑制汗腺分泌并能降低血管通透性，减少渗出，从而阻断斑疹丘疹形成疱疹，同时促进疱疹迅速结痂干燥；薄荷含有薄荷醇、薄荷酮等成分，具有镇痛止痒之功；冰片对金黄色葡萄球菌有抑制作用。

【用法】清火散每次服1包（1岁内小儿剂量减半），每日两次，早晚空腹服。口疳散每日3～5次敷患处（局部淡盐水拭洗后敷药）。

【方三】生地藜钩汤

【出处】《新中医》

【组成】生地黄3克，白蒺藜2克，钩藤2克，木通4克，淡竹叶3克，蝉蜕1克，甘草1克。

【功用】祛风清热，解毒除湿。

【主治】小儿鹅口疮。

【方解】方中以生地黄凉血解毒；钩藤、白蒺藜、蝉蜕祛风清热；木通、淡竹叶、甘草清热除湿解毒。

【药理】生地黄具有降压、镇静、抗炎、抗过敏、强心、利尿、调节免疫功能等作用；蝉蜕有抗惊厥、解热的作用；淡竹叶有抑菌、退热作用；木通有利尿、抗菌作用；钩藤有降压、镇静、抗栓、抗凝的作用；白蒺藜有降压、利尿、强心、提高免疫力、抗过敏等作用。

【用法】每日1剂，浓煎，分数次频频喂服，此为15天以内的婴儿分量，可按年龄大小增减，并配合搽口末药，除去口腔内的白膜，防止落而再生。口末药组成：天然硼砂50克，明雄黄20克，牛黄3克，儿茶3克。上4味共研极细末，再过筛瓶贮备用。每治1例鹅口疮3～5克便足够，用洁净的竹片或明亮光滑的纸片蘸黄豆大小的药末撒于婴儿舌上即可。

【方四】蓖麻外敷散

【出处】《天津中医》

【组成】蓖麻子、吴茱萸各30克，大黄、制南星各60克，共研成极细末。

【功用】清热解毒，引火下行。

【主治】小儿鹅口疮。

【方解】方中蓖麻子清热利湿，消毒拔毒；吴茱萸开郁化滞去湿；大黄泄滞导浊，通利腑气；制南星有燥湿化痰之功。外敷贴于涌泉穴，以引邪毒下行。

【药理】蓖麻子有促进排便、抗感染的作用；吴茱萸有健胃、镇痛、止干呕和止嗳酸等功效，其有利尿作用，对大肠杆菌有强力的抑制作用，且对猪蛔虫有显著的杀虫作用，其还有收缩子宫及降压作用；大黄有促进排便、抗感染、健胃、止血、降压的作用；制南星具有祛痰、抗惊厥、镇静及镇痛作用。

【用法】用鸡蛋清调成糊状，每晚临睡前贴于涌泉穴处，用胶布固定，第二天早上取下。上药1料共分5次贴完，每5次为1个疗程。

3.5 腮腺炎

腮腺炎又称痄腮，是由腮腺炎病毒引起的急性呼吸道传染病。主要表现为发热，单侧或双侧耳下腮腺肿大，疼痛及压痛。小儿可并发脑膜脑炎，成人患者可并发睾丸炎，而并发卵巢炎者少见。

本病常见于儿童，尤以5～9岁小儿为多。全年均可发病，但以冬、春二季最多。发病以散发为主，亦可引起流行。腮腺炎的病情轻重差异较大，轻者仅见腮肿，患儿无痛苦；重者可见高热、头痛、烦躁、口渴，或伴有呕吐等，但预后多较良好。个别病例可因瘟毒内陷而发生痉厥、昏迷。

腮腺炎为常见的病毒性传染病，对儿童健康危害较大，因此应做好预防工作。例如，在本病流行期间注射流行性腮腺炎减毒活疫苗，服用板蓝根煎剂等，均有一定预防效果。

【方一】普济消毒饮加减

【组成】柴胡3克，升麻3克，连翘5克，薄荷5克，牛蒡子5克，僵蚕5克，板蓝根9克，马勃3克，黄芩5克，桔梗5克。

【功用】清热解毒，疏肝泄胆。

【主治】适用于腮腺炎腮腺肿大期。症见恶寒发热，头痛不适，纳呆或恶心呕吐，甚者抽风，经1～2天腮腺部焮热肿痛，先一侧继及另侧，咀嚼困难，同时热增，面红，口渴，尿赤，舌尖红，苔黄，脉滑数，指纹青紫。

【用法】水煎，分3次服，1日1剂。

【按语】表解里热者，去薄荷；热毒盛者，加夏枯草5克，龙胆草5克，蒲公英9克；呕吐者，加竹茹4克；腮腺肿甚者，加敷中成药如意金黄散；抽风者，加钩藤6克，蜈蚣2克；腹痛者，加槟榔5克，厚朴5克。

【方二】

【组成】夏枯草6克，玄参5克，全瓜蒌5克，浙贝母4克，牡蛎10克，大青叶5克，板蓝根6克，王不留行4克。

【功用】软坚散结，清解余热。

【主治】适用于腮腺炎腮腺消散期。症见发热经3～4天开始下降，随之肿大的腮腺开始消散；但漫肿而硬，或睾丸肿痛者，舌苔黄而干，脉数。

【用法】水煎，分3次服，1日1剂。

【按语】腮腺漫肿而消迟者，加海藻5克，昆布5克；睾丸肿痛甚者，加龙胆草5克，荔枝核6克，川楝子6克。

第4章　五官科

4.1 睑缘炎

睑缘炎是睑缘表面、睫毛毛囊及其腺体组织的亚急性或慢性炎症，是一种常见的慢性外眼病。按其临床特点可分为鳞屑性睑缘炎、溃疡性睑缘炎和眦部睑缘炎三种类型。

中医称睑缘炎为“睑弦赤烂”，以睑弦红赤、溃烂、刺痒，遇风尤甚为主要表现，俗名“烂眼边”“红眼边”。病变发生在眦部者，称“眦帷赤烂”，又名“眦赤烂”；婴幼儿患此病者，称“胎风赤烂”。本病常为双眼发病，病程长，病情顽固，时轻时重，缠绵难愈。

【方一】苦参汤

【出处】《中医眼科临床实践》

【组成】苦参12克，五倍子、黄连、防风、荆芥穗、蕤仁、白矾、白菊花各9克。

【功用】清热渗湿，化腐生肌。

【主治】溃疡性睑缘炎，症见睑缘红赤糜烂，结痂，甚或出脓出血者。

【方解】方中以苦参、黄连泻其火，防风、荆芥穗、白菊花清其热，再以五倍子、蕤仁、白矾利湿、止痒，共奏清热渗湿、化腐生肌之功。

【药理】现代药理研究表明，苦参具有杀虫、抗炎及调节免疫功能，其有效成分可通过抑制T细胞功能，抑制特异性组胺释放来抗炎，从而提高免疫活性细胞的功能，对急性期睑缘炎的红斑、糜烂、渗液等皮肤损害效果明显。

【用法】将上药加清水600毫升，煎沸5分钟，用纱布过滤，将药液倒入大碗内，待温时，用药棉蘸药水洗患眼部15分钟。每日洗3次，每剂可连洗3日。

【方二】龙胆汤

【出处】《外治汇要》

【组成】龙胆草、滑石各15克，甘草5克，防风、细辛、川芎各10克。

【功用】祛风清热，燥湿化瘀。

【主治】湿热偏重型睑缘炎，症见睑弦红赤、溃烂、结痂，睫毛成束，痒痛并作，眵泪胶黏。

【方解】方中龙胆草泻肝胆实火，川芎引药上行，防风、细辛、滑石祛风收湿止痒，甘草调和诸药。

【药理】现代药理研究发现，龙胆草含龙胆苦苷、龙胆碱等，具有明显的抗炎消肿作用，并能抑杀细菌。滑石撒布皮肤创面，能形成被膜，防止刺激，保护创面，吸收分泌物，促进结痂。

【用法】将上药加水500毫升，煮沸15分钟后去渣，待温外洗患部。每日洗2～3次，每剂用1日。

【方三】苦黄汤

【出处】《百病中医熏洗熨擦疗法》

【组成】苦参20克，川黄连6克，川黄柏10克。

【功用】清热，泻火，除湿。

【主治】溃疡性睑缘炎。

【方解】方中苦参清热燥湿，祛风止痒；川黄连、黄柏清热泻火燥湿解毒。

【药理】现代药理研究表明，苦参、黄连、黄柏均有较强的广谱抗菌作用，对多种细菌毒素亦有明显的拮抗作用。

【用法】将上药加清水500毫升，煎沸5分钟，过滤取汁倒入碗内，待温时用药棉球蘸药水洗涤眼睑患处，每日洗3次，每剂可用两日。

【按语】痒甚者加花椒3克，以止痒。忌烟、酒，辛辣、腥味之物及其他发物。注意眼部卫生，禁止揉擦。

【方四】除湿汤

【出处】《眼科纂要》

【组成】连翘15克，滑石9克，车前子6克，枳壳6克，黄连3克，黄芩9克，甘草6克，荆芥12克，防风12克，陈皮6克，茯苓12克。

【功用】清热除湿，祛风止痒。

【主治】湿热偏盛型睑弦赤烂，症见睑弦红赤溃烂、出血、溢脓，眵泪胶黏。

【方解】方中荆芥、防风祛风；滑石、车前子、茯苓清热除湿；黄连、黄芩、连翘、甘草清热解毒；枳壳、陈皮调理脾胃气机，以助化湿。可酌加蝉蜕、白蒺藜祛风止痒。

【药理】黄芩具有较强的广谱抗菌作用，其中对金黄色葡萄球菌和绿脓杆菌作用较强，其抑菌有效成分主要为黄芩素和黄芩苷。

【用法】水煎内服，每日1剂，日两次。

【方五】银翘散

【出处】《温病条辨》

【组成】金银花12克，连翘12克，薄荷6克（后入），淡豆豉9克，荆芥穗12克，牛蒡子12克，桔梗9克，甘草6克，淡竹叶12克，芦根12克。

【功用】祛风止痒，清热凉血。

【主治】睑弦红赤干燥而起鳞屑者。

【方解】本方以薄荷、豆豉、荆芥、桔梗、牛蒡子疏风解表，金银花、连翘清热解毒，配竹叶、芦根、甘草以助清热。

【药理】金银花、连翘均具有抗炎、解热、提高免疫力的功能，同时具有促进白细胞吞噬功能。

【用法】水煎内服，每日1剂，日两次。

4.2 麦粒肿

麦粒肿又名睑腺炎，即细菌（主要是葡萄球菌）由睑腺开口处进入睫毛根部的皮脂腺或眼睑深部的睑板腺而致的急性化脓性炎症。发生于睫毛、毛囊或周围的皮脂腺者，称为外麦粒肿；发生于睑板腺者，称为内麦粒肿。这是一种普通的眼病，人人可以罹患，多发于青年人，预后较好，无损于视力，但反复或多发者，日后可能影响眼睑外观或功能。

中医称其为“针眼”，或“土疳”“土疡”。临床表现为局部红肿硬结，推之不移。它局限于眼睑部，形如麦粒，痒痛并作，继则红肿热痛加剧，拒按，初起多伴有表证，后期多溃破流脓。

【方一】芩薄汤

【出处】《浙江中医杂志》

【组成】黄芩6克，薄荷3克。

【功用】清热解毒，疏风明目。

【主治】内、外麦粒肿。

【方解】本方中黄芩有清热解毒，消炎退肿之功；薄荷有疏散风热，清利头目之效，两药配合，相得益彰。

【药理】现代药理研究表明，黄芩的抗菌谱较广，薄荷所含的薄荷脑能兴奋中枢神经，扩张毛细血管，麻痹末梢神经，两药合用具有消炎、止痒、止痛等作用。

【用法】水煎，每日1剂，分2～3次服，5日为1个疗程。

【方二】秦皮汤

【出处】《普济方》

【组成】秦皮、黄连（去须）、细辛（去苗叶）各60克，黄柏15克，青盐30克。

【功用】清热燥湿，消肿止痒。

【主治】内、外麦粒肿。

【方解】方中秦皮、黄连、黄柏清热燥湿解毒，细辛祛风止痛，青盐消肿止痒。

【药理】现代药理研究发现秦皮所含的秦皮素、鞣质等能抑制组织胺所致的局部毛细血管通透性增加，另可镇痛、抑菌。细辛有镇痛、抗炎、局部麻醉的作用。

【用法】将上药共研末，和匀。每用30克，以水3盏煎取1盏半，去渣，趁热洗患眼，洗后避风。每日洗3次。

【方三】解毒汤

【出处】《百病中医熏洗熨擦疗法》

【组成】野菊花、蒲公英、地丁草、肿节风各等份。

【功用】清热解毒，消肿止痛。

【主治】睑腺炎，红肿疼痛。

【方解】本方用野菊花、蒲公英、地丁草清热解毒，肿节风散结消肿止痛。

【药理】现代药理研究发现，蒲公英含有蒲公英固醇、蒲公英苦素，能提高外周血淋巴细胞母细胞转化率，能激发机体免疫功能，并对细菌有抑制作用。地丁草有广谱抗菌作用，对痢疾杆菌、金黄色葡萄球菌、肺炎双球菌、结核分枝杆菌等均有一定抑制作用。

【用法】一般共取80克，加清水1000毫升，煎数沸，先取药汁200毫升，日分两次内服，再将剩余药液倒入碗内，趁热先熏后洗患眼。最后将毛巾浸透，热敷患处。每日1剂，日洗2～3次。

【方四】四黄膏

【出处】《中国中医眼科杂志》

【组成】大黄、黄柏、黄芩、黄连各等份。

【功用】清热燥湿，攻积祛瘀。

【主治】麦粒肿，睑缘局部红肿压痛。

【方解】方中大黄泻火攻积，黄柏、黄芩、黄连清热燥湿解毒。

【药理】现代药理研究表明，黄连所含黄连素有加强白细胞吞噬金黄色葡萄球菌的功能，黄柏、黄芩亦有较强的抑菌作用。

【用法】将上药制成外用药膏。用75%酒精局部消毒患眼眼睑皮肤后将四黄膏均匀敷于患处，敷药面积为眼睑的大部分，盖敷料固定。次日揭去敷料，用生理盐水清洁皮肤再换药，一般2～3次治愈。

【按语】此法应由医务人员在医院操作，切勿让患者自行敷药，敷药时药膏不可进入结膜囊内，用此方法时停用其他治疗方法。

4.3 白内障

各种原因引起的晶体混浊，统称为白内障。白内障是眼科常见病，也是致盲的主要原因之一，其主要表现是视力逐渐下降。视力下降和晶体混浊的程度有关。初期混浊对视力影响不大，而后渐加重，明显影响视力甚至失明。

根据不同的病因可将白内障分为以下类型。一是老年性白内障：为白内障主要的类型。其占白内障病人的80%以上，多在50岁以上老年人中发病，老年退行性改变是其主因。二是先天性白内障：出生时已存在晶体混浊，由遗传因素或妊娠早期母亲感染病毒或药物中毒引起。三是外伤性白内障：较严重的眼球外伤、穿透性射线、职业性毒物引起晶体损伤以致的白内障。四是并发性白内障：因眼病或全身疾病引起的晶体混浊称并发性白内障，如葡萄膜炎、青光眼、糖尿病等均可并发白内障。

白内障属中医学“圆翳内障”“胎生内障”“惊震内障”范畴。

【方一】石决明散

【出处】《普济方》

【组成】石决明30克，草决明30克，赤芍15克，青葙子15克，麦冬15克，羌活3克，山栀子15克，木贼15克，大黄15克，荆芥6克。

【功用】清热平肝。

【主治】肝热上扰所致头疼目涩，晶珠混浊，眵泪毛躁，口苦咽干，脉弦数。

【方解】方中重用石决明、草决明、青葙子3味，清热平肝，明目退翳；用山栀子、赤芍、大黄清肝泻火，凉血散血，导热下行；用麦冬养阴助清热；用木贼、荆芥、羌活疏风散邪退翳。

【药理】现代药理研究表明，石决明能够促进新陈代谢，增强机体清除自由基能力。

【用法】上药为末，每次6克，每日3次。或水煎服，每日1剂，每日两次。

【方二】甘露饮

【出处】《太平惠民和剂局方》

【组成】生地黄、熟地黄、石斛各9克，天冬、麦冬、枸杞子各12克，黄芩、茵陈、枳壳各9克，枇杷叶24克，甘草6克。

【功用】滋阴清热，宽中利湿。

【主治】阴虚夹湿热型圆翳内障，症见目涩视昏，烦热口臭，大便不畅，舌红苔黄腻。

【方解】方中以生地黄、熟地黄滋阴补肾；天冬、麦冬、枸杞子、石斛滋阴清热；黄芩、茵陈清热利湿；枳壳、枇杷叶宽中降气以助化湿；甘草清热和中。

【药理】现代药理研究表明，枸杞子能有效地清除活性氧自由基，起到抗衰老作用。

【用法】水煎服，每日1剂，每日两次。

【方三】磁朱丸

【出处】《备急千金要方》

【组成】神曲120克，磁石60克，朱砂30克。

【功用】重镇安神，潜阳明目。

【主治】治疗肾阳不足，心肾失调，水火不交所致的圆翳内障，可见目昏、头晕、耳鸣、心悸、失眠等症。

【方解】方中磁石益阴潜阳，重镇安神；朱砂甘寒入心，清心降火，重镇安神；佐以神曲健脾和胃，以助金石药之运化，防其重镇伤胃；炼蜜为丸，取其补中益胃，且可缓和药力。

【药理】现代药理研究表明，神曲含有B族维生素、酶类等，有延缓、减慢晶状体变混浊的作用。

【用法】上3味为末，炼蜜为丸，如梧桐子大。每服3丸，日3服。

【方四】肾气丸

【出处】《金匮要略》

【组成】干地黄128克，山药64克，山茱萸64克，茯苓48克，泽泻48克，牡丹皮48克，桂枝10克，炮附子10克。

【功用】温补肾气。

【主治】因肾气不足所致的圆翳内障和惊震内障。症见视物模糊、头晕耳鸣、腰膝酸软、舌淡脉细，或面白畏冷、小便清长等。

【方解】方中重用干地黄滋阴补肾；山药、山茱萸补肝肾，益精血；桂枝、炮附子助命门以温阳化气；泽泻、茯苓利水渗湿泄浊；牡丹皮清泄肝火。诸药合用，温而不燥，滋而不腻。

【药理】经抗实验性病理代谢研究，发现该方参与DNA合成与谷胱甘肽的代谢，参与红细胞膜谷胱甘肽代谢；晶体中GSH（还原型谷胱甘肽）和GSSG（氧化型谷胱甘肽）有意义地增加，有预防老年性白内障的效果。

【用法】上8味，为末、炼蜜和丸，如梧桐子大。每服15丸，用酒送下，加至20丸，每日两次。

4.4 青光眼

青光眼是一种以眼压增高伴视神经损害、视野缺损为特征的眼病，是我国主要致盲眼病之一。世界上约20%的盲人为青光眼所致。至今病因不十分清楚。本病多双眼同时或先后患病，临床表现以眼无明显不适，或头眼胀痛，眼珠变硬，瞳孔散大，视力严重减退、视野渐窄，终致失明为主要特征。青光眼的种类主要有四种：先天性青光眼、原发性青光眼、继发性青光眼、混合型青光眼。

本病归属于传统中医学“绿风内障”“青风内障”范畴。

【方一】活血减压汤

【出处】《辽宁中医杂志》

【组成】地龙12克，红花10克，赤芍15克，茯苓30克，益母草、车前子各20克。

【功用】活血化瘀，利水通络。

【主治】原发性青光眼。

【方解】方中地龙、红花、赤芍活血通络化瘀，茯苓健脾利湿，益母草、车前子利水通络。

【药理】活血药与利水药的配合使用，既可加快眼睛局部的血液循环，增加眼睛局部及视神经的血液供应和营养，又可加快房水循环，从而降低眼压，提高视功能，以延缓其失明的时间。

【用法】水煎分两次温服，每日1剂。

【方二】丹栀逍遥散

【出处】《妇人良方》

【组成】炒白芍、炒当归、茯苓各9克，柴胡、白术、牡丹皮、焦山栀各6克，薄荷、甘草各5克，煨姜3片。

【功用】清热疏肝，开窍明目。

【主治】气郁化火，气火上逆所致青风内障。

【方解】本方为逍遥散加牡丹皮、栀子而成。逍遥散疏肝解郁，调畅目中气机，健脾养血；栀子、牡丹皮清肝泻火。诸药共奏疏肝清热、开窍明目之功。

【药理】现代药理研究表明，白术具有促进血液循环、利尿的作用；白芍具有扩血管增加器官血流量，提升组织耐缺氧能力的作用，可减轻视神经损害。

【用法】水煎服，每日1剂，每日两次。

【方三】黄连温胆汤

【出处】《六因条辨》

【组成】黄连9克，法半夏9克，陈皮9克，茯苓15克，甘草6克，枳壳12克，竹茹12克。

【功用】清热化痰，开窍明目

【主治】痰热升扰之青风内障。

【方解】方中法半夏、陈皮、茯苓、甘草燥湿祛痰，理气和胃；加竹茹、枳实清热化痰；黄连清热燥湿，除烦止呕。诸药共奏清热祛痰，和胃降逆之效。

【药理】现代药理研究发现，茯苓能抑制肾小管重吸收以利尿，并促进电解质的排出。

【用法】水煎服，每日1剂，每日两次。

【方四】加减驻景丸

【出处】《银海精微》

【组成】车前子、枸杞子、五味子各90克，当归、熟地黄各60克，川椒、楮实子各30克，菟丝子250克。

【功用】补益肝肾。

【主治】肝肾亏虚所致青风内障。

【方解】本方以菟丝子、枸杞子、五味子、楮实子、当归、熟地黄补益肝肾，滋养精血；川椒温阳行气，使诸药补而不滞；车前子利水泻肝肾之热，抑诸药之温燥。

【药理】现代药理研究发现，五味子能增强中枢神经系统的兴奋与抑制过程，收缩瞳孔，还具有改善视力，扩大视野的作用。

【用法】水煎服，每日1剂，每日两次。

4.5 慢性鼻炎

慢性鼻炎是鼻腔黏膜和黏膜下层的慢性炎症性疾病。临床表现以一侧或两侧鼻腔通气不良，反复发生或经久不愈，鼻腔黏膜肿胀、分泌物增多、无明确致病微生物感染、病程反复发作为特征。本病分成慢性单纯性鼻炎和慢性肥厚性鼻炎两种类型。

中医称本病为“鼻窒”，认为本病多因正气虚弱，伤风鼻塞反复发作，余邪未清而致。

【方一】黄芩汤

【出处】《医宗金鉴》

【组成】黄芩12克，栀子15克，桑白皮15克，连翘15克，薄荷6克，荆芥12克，赤芍12克，麦冬12克，桔梗6克，甘草6克。

【功用】清热散邪，宣肺通窍。

【主治】肺经蕴热，壅塞鼻窍，鼻甲肿胀、鼻塞、涕黄量少、鼻气灼热。

【方解】方中以黄芩、栀子、桑白皮、甘草清泻肺热而解毒；连翘、薄荷、荆芥疏风清热通鼻窍；赤芍清热凉血；麦冬清热养阴；桔梗清肺热，载诸药直达病所。诸药合用，清热泻肺、宣通鼻窍。

【药理】现代药理研究表明，黄芩具有较广的抗菌谱，其中对金黄色葡萄球菌和绿脓杆菌作用较强；其抑菌的主要有效成分为黄芩素和黄芩苷，其还有促进淋巴细胞转化的作用。

【用法】水煎服，每日1剂，每日两次。

【方二】温肺止流丹

【出处】《辨证录》

【组成】诃子6克，甘草6克，桔梗18克，鱼脑骨（煅过存性）15

克，荆芥9克，细辛35克，人参12克。

【功用】温补肺气，散寒通窍。

【主治】鼻室病因肺气虚寒所致，症见鼻塞不通，鼻涕白浊，遇风寒加重者。

【方解】方中以人参、甘草、诃子补肺敛气；细辛、荆芥疏散风寒；桔梗、鱼脑骨散结除涕。

【药理】现代药理研究发现，诃子对白喉杆菌、痢疾杆菌、变形杆菌、绿脓杆菌、溶血性链球菌、肺炎双球菌及金黄色葡萄球菌等有显著的抑制作用，另有抗流感病毒的作用。细辛亦有抗炎的作用。

【用法】将上药研细末，糊丸，每服5克，每日两次。

【方三】通窍活血汤

【出处】《医林改错》

【组成】桃仁12克，红花9克，赤芍12克，川芎12克，老葱3根，生姜9克，大枣5枚，麝香0.3克，黄酒250克。

【功用】行气活血，化痰通窍。

【主治】邪毒久留，血瘀鼻窍所致鼻塞较甚或持续不减，语声重浊或伴有头胀头痛，嗅觉减退等症。

【方解】方中桃仁、红花、赤芍、川芎活血化瘀，疏通血脉；麝香、老葱通阳开窍；黄酒温通血脉。全方合用，有行气活血、化瘀通窍之功。

【药理】现代药理研究发现，红花黄素可增加与改善纤维蛋白溶酶活性，改善微循环；赤芍对伤寒杆菌、金黄色葡萄球菌、溶血性链球菌有较强抑制作用，对流感病毒也有一定抑制作用。

【用法】将前7味煎一盅，去滓，将麝香入酒内再煎二沸，临卧服。

【方四】苍耳散

【出处】《济生方》

【组成】苍耳子7.5克，辛夷15克，白芷30克，薄荷1.5克。

【功用】疏风散热，宣肺通窍。

【主治】风热外袭，肺气失宣而致鼻窒。

【方解】本方以苍耳子宣通鼻窍，散风止痛；辛夷、薄荷散风通窍；白芷祛风宣肺。诸药合用，具有疏散风邪，通利鼻窍之功。

【药理】现代药理研究表明，白芷含有多种呋喃香豆素，对多种病毒、革兰氏阳性菌、致病真菌有一定的抑制作用，其提取液有镇痛、消炎、解热的作用。

【用法】将上药晒干，研为粗末，每次取6克，食后用葱茶调服。亦可以原药不研末，水煎服，每日1剂。

【方五】川芎茶调散

【出处】《太平惠民和剂局方》

【组成】薄荷12克，川芎、荆芥各6克，甘草6克，防风9克，白芷、羌活各6克，细辛3克。

【功用】疏风散邪，通络止痛。

【主治】风邪头痛，风邪外袭，肺气失宣而致鼻塞、涕多之鼻窒症。

【方解】方中重用川芎祛风活血而止头痛；薄荷、荆芥、白芷、羌活疏风止痛，清利头目；细辛散寒止痛；防风辛散上部风邪；炙甘草益气和中，调和诸药。

【药理】实验研究显示，川芎能在炎症早期渗出性阶段发挥抗炎作用，并能抑制炎症的晚期增殖病变，同时能抑制醋酸引起的小鼠扭体次数，提示川芎嗪及阿魏酸具有抗炎及镇痛作用。

【用法】将上药研末。每次取6克，食后用清茶调下。每日两次。亦可不研末，水煎服，每日1剂。

4.6 咽喉炎

咽喉炎属上呼吸道疾病，指咽部黏膜和淋巴组织的炎性病变。其常由受凉、劳累等诱发，以细菌、病毒侵犯咽喉部的黏膜而引起。主要症状为咽痛咽痒、吞咽困难、发热、声音嘶哑，轻则声音低、毛糙，重则失音。根据发病的时间和症状的不同，可分为急性咽炎和慢性咽炎。

该病属中医“喉痹”“喉喑”范畴，喉痹原指咽部肿胀，闭塞不通，又称喉闭。现代中医耳鼻咽喉科把喉痹范围缩小，专指咽部红肿疼痛，或微红而咽痒干燥等症状为主的疾病。喉喑是指以声音嘶哑为主要症状的喉部疾病。

【方一】少阴甘桔汤

【出处】《外科正宗》

【组成】桔梗6克，甘草3克，陈皮、川芎、黄芩、柴胡、玄参各1.8克，羌活、升麻各1.2克。

【功用】养阴清热，凉血利咽。

【主治】治疗肾虚而虚火上灼咽喉，经脉气血不畅乃至喉痹，见咽痛、手足心热、头晕、脉细数者。

【方解】桔梗宣通气血，泻火散寒，清利头目咽喉，开胸膈滞气；甘草有补有泻，能表能里，可升可降；陈皮行气健脾，燥湿化痰；川芎补血润燥；黄芩清热燥湿解毒；柴胡解表退热；玄参养阴生津；羌活散寒祛风，胜湿止痛；升麻散风，解毒，升阳。

【药理】桔梗具有祛痰、镇咳、抗炎、提高人体免疫力等广泛的药理活性；陈皮中的挥发油对消化道有刺激作用，能化气健胃；川芎抗菌；黄芩具有抗炎作用；柴胡具有解热、退热、镇静、镇痛作用；玄参能抑菌，中和毒素；羌活有解痉镇痛作用；升麻具有抗菌、镇静作用。甘草中的甘草酸具有明显的抗炎作用。

【用法】用水400毫升，加葱白1根，煎取320毫升，温服，每日两剂。

【方二】射干鼠粘子汤

【出处】《小儿痘疹方论》

【组成】鼠粘子（牛蒡子）120克，炙甘草、升麻、射干各30克。

【功用】宣肺利咽，泻火解毒。

【主治】治疗喉痹初起，咽痛，咽中异物感，轻度恶寒发热者。

【方解】牛蒡子清热解毒，消肿散结；升麻轻宣升扬，解毒，甘辛微苦；甘草有补有泻，能表能里，可升可降。

【药理】牛蒡子煎剂对肺炎双球菌有显著抗菌作用，并有解热、利尿的作用；升麻具有抗菌、镇静作用；甘草具有明显的抗炎作用。

【用法】上药为粗末，每次用9克，以水300毫升，煎取180毫升，去渣温服，每日两次。

【方三】清咽汤

【出处】《北京中医》

【组成】桑叶10克，麦冬30克，玄参15克，薄荷（后下）6克，生石膏20克，阿胶10克，甘草10克，太子参15克，牛蒡子15克。

【功用】清热祛风，滋阴养血。

【主治】治疗肺胃阴虚，虚火上炎而致的喉痹。症见咽干咽痛，渴不多饮，咽部充血，舌红苔少等。

【方解】方中麦冬、玄参滋阴清热；桑叶、薄荷、牛蒡子辛凉透气以开喉结；甘草可疗咽伤；生石膏清热生津；阿胶滋阴养血；太子参补气生津养血。

【药理】桑叶有抗菌和抗病毒、抗衰老等多种药理活性；麦冬具有耐缺氧、抗衰老、降血糖等药理作用；薄荷有发汗解热作用；生石膏能抑制汗腺中枢，故有清热止汗的作用。阿胶养血补血效果明显，尤其用于血虚引起的疾病；玄参能抑菌，中和毒素；牛蒡子煎剂对肺炎双球菌有显著抗菌作用；水浸剂对多种致病性皮肤真菌有不同程度的抑制作用，还有解热、利尿作用。

【用法】水煎服，每日1剂。

【方四】射干汤

【出处】《外台秘要》

【组成】当归6克，升麻3克，白芷9克，射干、炙甘草、杏仁各3克，犀角屑0.05克（以水牛角代替）。

【功用】活血清火，解毒利咽。

【主治】治疗热郁肺经，血脉气血阻滞之喉痹。

【方解】当归补血养血；升麻、射干清热解毒；白芷解表散风通窍；杏仁止咳平喘，润肠通便；甘草解毒补气生津以疗咽伤。

【药理】当归具有抗炎作用，有增强机体免疫功能，保护肝脏和肾脏等作用；升麻具有抗菌、镇静作用；射干煎剂或浸剂，对皮肤真菌有抑制作用；白芷具有解热、镇痛、抗炎、改善局部血液循环等作用；甘草具有抗炎的作用。

【用法】前6味水煎服，水牛角屑另冲服，每日1剂。

4.7 急性扁桃体炎

急性扁桃体炎是腭扁桃体的一种非特异性急性炎症，常伴有一定程度的咽黏膜及咽淋巴组织的急性炎症。临床表现为恶寒、高热，可达39～40℃，尤其是幼儿可因高热而发生抽搐、呕吐或昏睡、食欲不振、便秘及全身酸困等。局部咽痛明显，吞咽时尤甚，剧烈者可放射至耳部，幼儿常因不能吞咽而哭闹不安。儿童若因扁桃体肥大影响呼吸时可妨碍其睡眠，夜间常惊醒不安。主要致病菌为乙型溶血性链球菌、葡萄球菌、肺炎双球菌。也常出现细菌和病毒混合感染。急性扁桃体炎往往在慢性扁桃体炎的基础上反复急性发作。有时则为急性传染病的前驱症状，如麻疹及猩红热等是咽部常见病，多发生于儿童及青年。

中医称为“乳蛾”“喉蛾”或“莲房蛾”，常发生于儿童及青少年。急性扁桃体炎多因受凉、潮湿、劳累、营养不良、感冒等因素使抵抗力下降，导致扁桃体部位的细菌大量繁殖而发病，常易反复发作。

【方一】清咽汤

【**出处**】《湖南中医杂志》

【**组成**】银花30克，野菊花30克，蒲公英30克，射干15克，紫花地丁15克，板蓝根30克，玄参15克，桔梗15克，蝉蜕6克，甘草6克，大黄15克，薄荷6克，石膏40克。

【**功用**】清热解毒，消肿止痛。

【**主治**】急性扁桃体炎。

【**方解**】银花、野菊花疏风清热，泻火解毒；蒲公英、紫花地丁解毒排脓；射干、桔梗利咽消肿排脓；玄参、板蓝根凉血解毒利咽；大黄泻火解毒通便；石膏清热泻火；蝉蜕、薄荷疏风清热；甘草调和诸药。

【**药理**】银花对多种细菌均有良好的抗菌作用（包括链球菌和金黄色葡萄球菌）；蒲公英也有良好的抗感染作用，对金黄色葡萄球菌耐药菌株、溶血性链球菌有较强的杀菌作用；野菊花能抑制金黄色葡萄球菌；大黄有明显的抗菌作用，对链球菌很敏感，且不易产生抗药性；紫花地丁抗菌消炎，可治一切化脓性感染，对于扁桃体化脓者效果尤佳；射干、板蓝根、桔梗、甘草能抗炎、抗病毒，是治咽部感染的良药；玄参能扩张血管，促进局部血液循环，从而消除炎症。

【用法】每煎加水600毫升，武火煎15～20分钟，取汁，频频呷服，日服1剂，连服5天。

【方二】消蛾汤

【出处】《山东中医杂志》

【组成】金银花10克，黄芩、连翘各5克，鱼腥草9克，芦根、蝉蜕、荆芥、柴胡各6克，木蝴蝶、生大黄（后下）各3克。

【功用】疏风清热泻火，解毒消肿利咽。

【主治】小儿急性扁桃体炎。症见咽痛，吞咽困难，伴有发热乳蛾肿大、表面脓点或有小脓肿，精神食欲欠佳，大便干结等。

【方解】芦根、柴胡、荆芥、蝉蜕疏风清热；金银花、连翘、黄芩、鱼腥草清热解毒；木蝴蝶清热利咽；大黄泻下解毒，使壅滞腐败得消。

【药理】金银花、黄芩、连翘、鱼腥草、大黄等有抗细菌、病毒等病原微生物的作用，柴胡、金银花、大黄有解热抗炎的作用，金银花、黄芩尚有提高机体免疫力的作用。

【用法】每日1剂，连服3剂。

【方三】利咽解毒汤

【出处】《四川中医》

【组成】金银花10克，大青叶10克，蒲公英10克，射干10克，牛蒡子15克，桔梗10克，芦根3克，甘草6克。

【功用】清热解毒、清利咽喉。

【主治】小儿急性扁桃体炎。症见发热、咽红、扁桃体肿大，可伴或不伴脓栓、大便干结等。

【方解】方中金银花疏散风热并解毒利咽；大青叶、蒲公英、射干解毒利咽，为主药；佐以牛蒡子利咽散结；桔梗开声利咽；甘草解毒并调和诸药。诸药合用，共奏疏散风热、解毒利咽、清热生津之功效。

【药理】方中金银花、大青叶、射干均具抗病毒作用；蒲公英有抗炎抑菌的作用；鱼腥草可明显促进外周血白细胞吞噬能力和提高血清解毒能力，促进免疫球蛋白形成，增强机体免疫功能，提高宿主抗感染能力。

【用法】每日1剂，水煎服。年龄小于3岁者频频饮用，大于3岁者分早、中、晚3次服完。

【方四】乳蛾清消饮

【出处】《陕西中医》

【组成】金银花、胖大海各6～15克，青天葵、玄参、大青叶、蒲公英各8～15克，桔梗、僵蚕、射干各4～10克，赤芍、牡丹皮各5～10克，甘草3～8克，苇茎10～15克。

【功用】清热解毒，消肿散结，利咽止痛。

【主治】急性扁桃体炎。

【方解】金银花、胖大海、青天葵清热泻火，解毒消肿；大青叶、蒲公英、苇茎清热泻肺；玄参、赤芍、牡丹皮滋阴凉血活血；僵蚕、射干、桔梗祛风利咽止痛；甘草缓急止痛，调和诸药。

【药理】有明显的解热、抗炎、抑菌、镇痛及镇静作用。

【用法】每日1剂，水煎分3～4次服，7天为1个疗程。

4.8 外耳道炎

外耳道炎是由细菌感染所致的外耳道皮肤的弥漫性炎症，任何年龄均可发病。常见致病菌为金黄色葡萄球菌、链球菌、绿脓杆菌等。挖耳或异物损伤、药物刺激、化脓性中耳炎的脓液或游泳、洗澡等水液浸渍，均易引发急性外耳道炎。其他疾病，如慢性化脓性中耳炎、贫血、维生素缺乏、糖尿病等亦可导致本病的发生。急性外耳道炎如治疗不及时或不得当会转为慢性外耳道炎。

【方一】栀子清肝汤

【出处】《医宗金鉴·外科心法要诀》

【组成】栀子、川芎、当归、柴胡、白芍各3克，牡丹皮、牛蒡子各6克，煅石膏10克，黄芩、黄连、甘草各1.5克。

【功用】清肝泻火，解毒活血。

【主治】治疗肝胆火热上灼而致的外耳疾患，如外耳道疖、外耳道炎、外耳湿疹、外耳道乳头状瘤等。

【方解】栀子性寒，味苦，具有泻火除烦、清热利尿、凉血解毒之功能；柴胡疏肝解郁；当归养血活血；白芍柔肝；配合牛蒡子，散热利咽消肿；本品配黄芩能泻肺火；配以黄芩，能泻三焦火、清心热；配以生地黄、牡丹皮，能凉血止血；牛蒡子能疏散风热，宣肺透疹，解毒利咽。

【药理】栀子能解热、镇痛；牡丹皮具有镇静、催眠、抗菌、抗炎、抗氧化等作用；石膏有解热、消炎的作用；黄芩、黄连有解热、抗病毒的作用；牛蒡子有抗菌、抗病毒的作用；白芍具有抗炎、镇痛、消肿、免疫调节等作用。

【用法】水煎服，每日1～2剂。

【方二】银花解毒汤

【出处】《疡科心得集》

【组成】金银花、紫花地丁、赤茯苓、连翘各10克，夏枯草10克，牡丹皮6克，黄连3克，水牛角30克。

【功用】清热解毒，泻火凉血。

【主治】治疗风热邪毒犯上，而致耳疖、耳疮（外耳道炎）。

【方解】金银花、连翘清热解毒，散结消肿；紫花地丁、夏枯草清热，泻肝火；黄连清热泻火；牡丹皮凉血止血；赤茯苓行水，利湿热。

【药理】金银花、连翘具有抗细菌、病毒等病原微生物的作用；夏枯草的有效成分对金色葡萄球菌、链球菌和肺炎双球菌等均有较强的抑制作用；黄连有解热、抗菌、抗病毒、抗炎、抗过敏、提升免疫的功能；紫花地丁解热、抗病毒。

【用法】水煎服。用水牛角片30克煎服。

【方三】柴胡清肝汤

【出处】《外科正宗》

【组成】川芎、当归、白芍、生地黄、柴胡、黄芩、山栀、天花粉、防风、牛蒡子、连翘、甘草节各3克。

【功用】清肝散火，活血祛风。

【主治】治疗耳疖、耳疮（外耳道炎），见耳道红肿疼痛，或有少许脓液者。

【方解】生地黄性寒，能凉血清热，滋阴补肾，生津止渴；连翘清热，解毒，散结，消肿；黄芩、牛蒡子清热泻火，解毒利咽；白芍味甘、酸，性微寒，有养血的作用；天花粉养阴生津。

【药理】本方具有镇痛、消炎、解毒、降血压、改善体质等作用。

【用法】将上药加水400毫升，煎至300毫升，空腹时服，每日

1～2剂。

【方四】当归川芎散

【出处】《证治准绳·类方》

【组成】当归、川芎、柴胡、白术、白芍各3克，栀子3.5克，牡丹皮、茯苓各2.4克，蔓荆子、甘草各1.5克。

【功用】养血清肝，疏风散热。

【主治】治疗血虚肝旺，耳疮，耳内痒痛，溢脓。

【方解】当归、川芎行气活血；白芍养血柔肝；柴胡解表，退热，疏肝解郁；栀子清热泻火；牡丹皮清热凉血；蔓荆子疏散风热，清利头目；茯苓利水渗湿，健脾安神；甘草缓急，止痛。

【药理】柴胡具有解热、镇静、镇痛、抗菌、抗肝损伤、抗病毒（流感病毒）等作用；茯苓能提高机体免疫力；蔓荆子具有镇痛、抗炎、祛痰的作用。

【用法】水煎服，每日1剂。

【方五】芩柏滴耳液

【出处】《辽宁中医杂志》

【组成】黄芩、黄柏各12克，枯矾6克，冰片3克，麻油500毫升。

【功用】清热消肿止痛。

【主治】治疗外耳道炎。

【方解】黄芩、黄柏清热燥湿，泻火解毒；枯矾外用可以解毒、杀虫、止痒；冰片开窍醒神，清热止痛。

【药理】黄芩有解热、降压、利尿、镇静、利胆、保肝、降低毛细血管通透性，以及抑制肠管蠕动等功能。黄柏对多种致病菌有一定的抑制作用，还有利胆、利尿、降压、解热等作用，枯矾有收敛、消炎、防腐、止血的作用。冰片有一定的止痛及温和的防腐抑菌作用。

【用法】先将黄芩、黄柏放入麻油中浸泡24小时，然后放入铁锅内煎炸变为黑黄色，取出后研末，与冰片、枯矾细末同时放入麻油中，过滤装瓶备用。用时以棉签蘸药液涂抹患处，或浸小纱布条塞入外耳道，每日换药1～2次。

4.9 化脓性中耳炎

化脓性中耳炎分为急性化脓性中耳炎和慢性化脓性中耳炎。

急性化脓性中耳炎是中耳黏膜的急性化脓性炎症，好发于儿童，可在急性上呼吸道感染、急性传染病及在污水中游泳或跳水、不适当地咽鼓吹张、擤鼻或鼻腔治疗后经咽鼓管途径侵入中耳，或鼓膜外伤、鼓膜穿刺、鼓膜置管后经外耳道鼓膜途径侵入中耳。婴幼儿基于其解剖生理特点，比成人更易经此途径引起中耳感染。婴幼儿的咽鼓管短、宽而平直，如哺乳位置不当，使婴儿平卧吮奶，乳汁或呕吐物可经咽鼓管流入中耳。主要症状为耳痛、耳漏和听力减退，全身症状轻重不一，婴幼儿不能陈述病情，常表现为发热、哭闹不安、抓耳摇头，甚至出现呕吐、腹泻等胃肠道症状。

慢性化脓性中耳炎是中耳黏膜、骨膜或深达骨质的慢性化脓性炎症，常与慢性乳突炎合并存在。本病极为常见。临床上以耳内反复流脓、鼓膜穿孔及听力减退为特点，可引起严重的颅内外并发症而危及生命。常见致病菌多为变形杆菌、金黄色葡萄球菌、绿脓杆菌，以革兰氏阴性杆菌较多，无芽孢厌氧的感染或混合感染亦逐渐受到重视。

【方一】蔓荆子散

【出处】《仁斋直指方》

【组成】蔓荆子、菊花、生地黄、赤芍、桑白皮、木通、麦冬、升麻、前胡、甘草、赤茯苓各等份。

【功用】疏散风热，解毒消肿。

【主治】治疗风热外袭，肺气失宣而致的耳胀（急性分泌性中耳炎）、脓耳（化脓性中耳炎，或耳鸣，耳聋初期）。

【方解】蔓荆子疏散风热，清利头目；菊花味甘苦，性微寒，具有疏风、清热、明目、解毒的功效；桑白皮清热解毒，凉血止血；前胡宣散风热；赤茯苓甘、淡、平，行水，利湿热；生地黄、麦冬滋阴润燥，生津。

【药理】茯苓能提升机体的抗病能力；菊花镇静解热，能抗病原微生物。生地黄具有抑制真菌、利尿、利肝胆作用；前胡苷元有抗菌、抗真菌作用。麦冬有明显的镇痛作用。黑升麻提取物具有抗菌、降压、抑制心肌、减慢心率、镇静作用。

【用法】上为粗末。每次取9克，用水300毫升，加生姜3片，红枣两枚，煎至150毫升，饭后服，每日两次。

【方二】润胆汤

【出处】《辨证录》

【组成】白芍30克，当归30克，柴胡3克，栀子6克，玄参30克，天花粉9克，菖蒲24克。

【功用】疏肝利胆，泻火通窍。

【主治】治疗双耳忽然肿痛，内流清水，久则变为脓血，恶寒发热，耳内有如沸汤之响，或如蝉鸣者。

【方解】白芍养血柔肝，缓中止痛，活血；当归养血活血；栀子能泻火除烦，清热利湿，凉血解毒，消肿止痛；天花粉养阴生津；玄参清热滋阴，泻火解毒；菖蒲理气，活血，散风，去湿。

【药理】石菖蒲可以产生镇静镇痛的作用；白芍有抗炎、镇痛、消肿的作用；栀子解热镇静，起免疫调节作用。

【用法】水煎服，每日1剂。

【方三】解仓饮子

【出处】《三因方》

【组成】赤芍药、白芍药各15克，当归、炙甘草、制大黄、木鳖子各30克。

【功用】活血清热，排脓消肿。

【主治】治疗邪热上壅，耳窍经脉气滞血瘀而致的脓耳（化脓性中耳炎），耳内疼痛，脓出带血者。

【方解】赤芍清热凉血，散瘀止痛；白芍养血柔肝，缓中止痛，活血；当归养血活血；大黄清热泻火；木鳖子消肿散结，祛毒。

【药理】芍药苷具有抗炎、镇痛、消肿、通经、利尿、抗应激和免疫调节等作用；大黄有很强的清热消炎作用；木鳖子具有止血、抗炎、止痛、抗菌、促进伤口愈合等作用。

【用法】将上药研为粗末，每次取12克，水煎，食后服，每日两次。

【方四】马勃散

【出处】《杂病源流犀烛》

【组成】马勃、薄荷、桔梗、连翘、杏仁、通草各6克。

【功用】疏风清热通窍。

【主治】治疗风热之邪上郁而致的脓耳（化脓性中耳炎）。

【方解】马勃性平，味辛，清肺利咽，解毒止血；薄荷清热解毒利咽；桔梗辛散苦泄性平，善于宣肺祛痰排脓；连翘清热，解毒，散结，消肿；杏仁润肺，止咳化痰；通草清热利湿。

【药理】马勃有止血，抗菌的作用；杏仁能消炎、杀菌、镇痛、止痒；通草具有较好的利尿、抗炎和解热作用；薄荷、连翘能抗炎、镇痛。

【用法】水煎服，每日1剂。

【方五】清白散

【出处】《证治准绳・幼科》

【组成】桑白皮、地骨皮各9克，甘草3克，贝母6克，煅寒水石9克，天花粉、酒芩、天门冬各4.5克。

【功用】清肺化痰。

【主治】治疗肺热痰火上壅所致的脓耳（化脓性中耳炎），耳出白脓，兼见咳嗽者。

【方解】桑白皮、地骨皮清热解毒，凉血止血；寒水石清热降火，利窍，消肿；贝母清热，开郁散结；天花粉、天门冬养阴生津，消肿排脓。

【药理】贝母有抑制中枢、镇静镇痛的作用；桑白皮能抗炎利尿，镇静镇痛。天花粉、门冬抗炎。

【用法】上药为末。每取6克，食后用蜜水调服或用白通草煎汤送下，每日两次。

【方六】清黄散

【出处】《证治准绳・幼科》

【组成】防风、滑石各15克，炙甘草3克，酒炒栀子9克，藿香、酒黄连各6克。

【功用】清肝泻火。

【主治】治疗小儿脓耳（化脓性中耳炎），耳中流黄脓者。

【方解】防风发表，祛风，胜湿，止痛；黄连清热燥湿解毒；滑石清热解毒，收湿敛疮；栀子具有泻火除烦、清热利湿、凉血解毒、消肿止痛的作用；藿香性味辛，微温，能理气，和中，辟秽，祛湿；酒黄连清热解毒燥湿；炙甘草调和诸药。

【药理】藿香对多种细菌有抑制作用；防风可解热降温，镇痛抗炎，抗菌；栀子解热镇静，调节免疫；滑石有利尿消肿、保护黏膜的作用。

【用法】上药为末。白开水调6克，食后服。每日两次。

4.10 牙周炎

牙周炎是口腔常见病，其病因复杂。牙垢、牙石、嵌塞的食物、不良修复体等局部因素的刺激，牙龈受到损害，加上细菌的作用，使牙周膜破坏；维生素C的吸收、利用障碍；维生素D缺乏及各种因素导致的机体抵抗力下降，皆可引发牙周炎。牙痛是本病的主要症状。早期，牙龈发痒、不适、口臭，继之牙龈红肿、松软，容易出血，疼痛，反复发作。日久牙龈与牙根部的牙周膜被破坏，形成一个袋子，叫牙周袋，袋内常有脓液溢出，炎症继续扩大，可成为牙周脓肿，病情加重，局部疼痛、肿胀，初为硬性，后变为软性，有波动感，可自行穿破，流出脓液，出脓后，疼痛可减轻，或反复发作。

【方一】干葛防风汤

【出处】《症因脉治》

【组成】干葛、防风、石膏各10克，甘草3克。

【功用】疏风清热止痛。

【主治】治疗外感风热而致牙宣等。

【方解】干葛清热解毒，养阴生津；石膏清热泻火，除烦止渴；防风疏风清热止痛；甘草缓急止痛，调和诸药。

【药理】葛根有解热、扩张皮肤血管、镇静、抗过敏、抗缺氧及降血压等作用；防风有解热、镇痛、抗炎的作用并对免疫功能有一定的影响，有抗菌作用；石膏解热、抗炎、镇痛。

【用法】水煎服，每日1剂。

【方二】葛根白虎汤

【出处】《医醇賸义》

【组成】葛根6克，石膏15克，花粉9克，石斛9克，连翘4.5克，薄荷3克，防风3克，桔梗3克，淡竹叶20张，白茅根15克。

【功用】清胃泻火。

【主治】治疗阳明火热上灼口齿，而生牙痛、口疮、牙宣等症。

【方解】本方中石膏辛甘大寒，入肺胃气分，清热除烦，生津止渴；知母苦寒，滋阴降火；连翘、薄荷清热解毒，利咽；淡竹叶清心火；花粉生津止渴；白茅根凉血止血；炙甘草、粳米健脾益胃，防止寒凉伤中。

【药理】以上诸药均有解热镇痛的作用。

【用法】水煎服，每日1剂。

【方三】清胃散

【出处】《脾胃论》

【组成】生地黄、当归身各0.9克，牡丹皮1.5克，黄连1.8克，升麻3克。

【功用】清胃泻火，凉血消肿。

【主治】治疗胃中积热，上下牙痛不可忍，牵引头部，满面发热，其齿喜寒恶热；或牙龈红肿，溃烂出血，或唇口腮颊肿痛，口气臭热，舌上干燥，舌红苔黄，脉滑大而数。现用于牙宣、口疮、重舌、唇风等属于胃火上炎所致者。

【方解】本方以黄连苦寒泻火，清胃中积热；生地黄、牡丹皮滋阴凉血清热；当归养血和血；升麻散火解毒，兼为阳明引经之药。五药配合，共奏清胃泻火，凉血消肿之功。

【药理】《中华口腔科杂志》对大鼠进行抗炎、免疫及毒性的实验研究表明，本方对炎症有显著的抑制作用，能增强吞噬细胞的吞噬功能，并且毒性较小。

【用法】上药为细末。用水230毫升，煎至150毫升，去渣冷服，每日1剂。

【方四】白虎汤

【出处】《伤寒论》

【组成】知母18克，石膏30～45克，炙甘草6克，粳米18克。

【功用】清热生津。

【主治】治疗阳明热盛，见身热有汗，烦渴，牙痛、牙周肿痛、口疮等症。

【方解】方中石膏辛甘大寒，生津止渴，清解气分高热为君；知母苦寒质润，助石膏清热且能养阴生津为臣；甘草、粳米益气生津，养胃和中，防止寒凉伤中，共为佐使。四味合用，共收清热生津之功。

【药理】本方具有显著的退热作用，能增强机体免疫功能、腹腔巨噬细胞的吞噬功能，吞噬率及吞噬指数在1、3、6小时均有显著提高，能提高血清溶菌酶的含量，能促使淋巴细胞转化，本方对再次抗体形成有促进作用。

【用法】上药以水1升煮米、煎药，得汤200毫升，分3次温服，每日1剂。

【方五】泻心汤

【出处】《金匮要略》

【组成】大黄10克，黄连、黄芩各5克。

【功用】泻火解毒，燥湿泄热。

【主治】治疗三焦积热，邪火上升导致的牙齿疼痛、牙龈红肿、舌肿或痛，或口疮等症。

【方解】本方以黄芩泻上焦火，黄连泻中焦火，大黄泻下焦火，故对三焦积热之证尤为适用。凡牙痛、口疮等症伴发热、大便秘结者，用之较为有效。

【药理】黄芩、黄连均具有较强的抗菌、抗病毒作用。黄芩对肠道抗过敏明显，有镇静作用，黄连还具有健胃作用。大黄药理作用主要有抗菌、抗病毒、泻下、保肝利胆、增加血小板、促进血液凝固、止血、利尿等。

【用法】上药以水800毫升，煮炖得250毫升，顿服，每日1剂。

【按语】因药物寒性较强，故中病即止，不可多服。

【方六】泻黄散

【出处】《小儿药证直诀》

【组成】藿香叶20克，山栀3克，石膏15克，甘草90克，防风120克。

【功用】泻脾胃伏火。

【主治】治疗脾胃伏火循经上炎导致的牙龈肿胀、牙齿疼痛诸症。

【方解】方中石膏、山栀泻脾胃积热为君；防风疏散脾经伏火为臣；藿香叶芳香醒脾为佐；甘草泻火和中为使。配合成方，共奏泻脾胃伏火之功。

【药理】藿香有解痉、镇痛的作用；石膏有抗炎、解热、镇痛的作用；栀子有利胆、镇静、降血压、抗菌、抑制平滑肌的作用。

【用法】将上药锉碎，用酒、蜜微炒香。每次取3～6克，用水200毫升，煎至100毫升，温服汤汁，每日两次。

第5章　皮肤科

5.1 疮疥疔痈

疖是单个毛囊及其所属皮脂腺的急性化脓性感染所引起的。致病菌大多数为金黄色葡萄球菌或白色葡萄球菌。中医亦称疖，疖多由暑、湿、热毒蕴于肌肤所致。

痈是多个相邻的毛囊和皮脂腺的急性化脓性感染所引起的，或由多个疖融合而成。致病菌为金黄色葡萄球菌。其特点为初起即有多个粟粒样脓头，溃后状如蜂窝，易向深部及周围扩散，范围较大，甚者大于30厘米。属中医“有头疽”范围，多因外受风温热毒，内有脏腑蓄毒所致。

疔是发病迅速而且危险性较大的急性感染性疾病，多发生在颜面和手足等处。若处理不当，发于颜面者很容易走黄而危及生命，发于手足者则可能损筋伤骨而影响功能。其包括西医的疖、痈、坏疽的一部分。蛇头疔，指疔毒发于手指末端，肿胀形如蛇头者。

【方一】清暑汤

【出处】《外科全生集》

【组成】银花20克，连翘10克，黄芩10克，滑石15克，车前仁10克，花粉10克，赤芍10克，薄荷6克，荷梗10克，生甘草5克。

【功用】清暑利湿，消肿解毒。

【主治】夏秋季节患处结块，形似如锥，单个或多个；胸闷少食，小便短少。

【用法】水煎服，日1剂。

【方二】热疖方

【组成】银花20克。

【功用】清热解毒，凉营和血。

【主治】患处突起，形似如锥，灼热疼痛，脓成溃破，数日而愈，或者伴有发热、口渴。

【用法】水煎服，日1剂。

【方三】五味消毒饮

【出处】《医宗金鉴》

【组成】金银花30克，紫花地丁、紫背天葵、蒲公英、野菊花各12克，酒少量。

【功用】清热解毒。

【主治】轻者疖肿只有一两个，多则可散发全身，或簇集一处，或此愈彼起。

【方解】金银花清气血热毒；紫花地丁、紫背天葵、蒲公英、野菊花清热解毒，清解之力尤强，并能令血散结，消肿痛。

【用法】水煎服，日1剂。

【方四】防风通圣散

【出处】《宣明论方》

【组成】防风、川芎、当归、白芍、大黄、薄荷叶、麻黄、连翘、芒硝各6克，石膏、黄芩、桔梗各12克，滑石20克，甘草10克，荆芥、白术、栀子各3克。

【功用】养阴清热解毒。

【主治】疖肿此愈彼起，不断发生。散发全身各处，疖肿较大，易转变为有头疽。

【方解】麻黄、荆芥、防风、薄荷叶疏风解表；大黄、芒硝泻热通便；滑石、栀子清热利湿，使里热从二便分消；石膏、黄芩、连翘、桔梗清热泻火解毒，以清肺胃之热；当归、川芎、白芍养血和血；白术、甘草益气和中，调和诸药。

【用法】水煎服，日1剂。

5.2 手足甲癣

手足癣是指指（趾）及掌、跖面皮肤的浅部真菌感染。病原菌多为红色毛癣菌、絮状表皮癣菌及须毛癣菌。临床分为水疱型、鳞屑角化型、浸渍型。足癣相当于中医学“臭田螺”“田螺皮包”等范畴。

甲癣是浅表皮肤真菌侵犯甲板或甲下的一种甲霉菌病。一般由手足癣日久蔓延而成。临床以指（趾）甲发生凹凸不平、肥厚，失去正常光泽等为特征。甲癣相当于中医学“鹅爪风”“油灰指甲”“油炸甲”等范畴。

【方一】百部根酒

【出处】《实用药酒精选》

【组成】百部根50克，白酒500毫升。

【功用】滋阴清热，杀虫止痒。

【主治】各型手足癣。

【方解】方中百部润肺止咳，杀虫灭虱。

【药理】现代药理研究发现百部能抑制一切皮肤真菌，水浸液和醇浸液对体虱、阴虱皆有杀灭作用。

【用法】将百部根炒至焦黄，入酒浸泡，5日后取用。每次15毫升，空腹饮之，每日3次。

【方二】三妙汤加味

【出处】《四肢躯干皮肤病诊疗选方大全》

【组成】苍术、黄柏、川牛膝、木瓜各10克，大青叶、赤小豆各12克，鱼腥草15克，生甘草6克。

【功用】清热燥湿，祛风解毒。

【主治】足癣湿热下注型。

【方解】方中苍术燥湿健脾，祛风散寒；黄柏清热燥湿，泻火除蒸，解毒疗疮；川牛膝、木瓜舒筋活络，和胃化湿；大青叶清热解毒，凉血消斑；赤小豆、鱼腥草清热解毒，消痈排脓，利尿通淋；甘草祛痰止咳，缓急止痛，清热解毒，调和诸药。

【药理】现代药理研究发现苍术、黄柏、川牛膝、木瓜有抑菌抗炎的作用。鱼腥草、甘草有抗溃疡、抗炎、抗菌、抗过敏的作用。

【用法】水煎服，日1剂。

【方三】养血润肤饮加减

【出处】《四肢躯干皮肤病诊疗选方大全》

【组成】丹参、地肤子、白鲜皮、当归、白芍、皂角刺、桃仁、防风各10克，熟地黄、何首乌、天花粉各12克。

【功用】养血润燥，祛风止痒。

【主治】手癣血虚生燥者。

【方解】方中丹参活血，祛瘀止痛，凉血消痈，除烦安神；地肤子利尿通淋，清热利湿，止痒；白鲜皮清热燥湿，祛风解毒；当归补血，活血止痛，润肠通便；白芍养血敛阴，柔肝止痛，平抑肝阳；皂角刺消肿排脓，祛风杀虫；桃仁活血化瘀，润肠通便，止咳平喘；防风祛风解表，胜湿止痛，止痉；熟地黄补血养阴，填精益髓；何首乌制用补益精血，生用解毒截疟，润肠通便；天花粉清热泻火，生津止渴，消肿排脓。

【药理】现代药理研究发现丹参有改善微循环，抗炎抗过敏的作用，对某些癣菌有抑制作用。地肤子能抑制多种皮肤真菌，抑制迟发型超敏反应。白鲜皮可抑制多种癣菌、真菌。当归可补血，活血止痛，润肠通便。桃仁有镇静、抗炎、抗菌、抗过敏的作用。防风能抗炎，抗过敏，抗菌疱疹、紫癜、扁平疣。熟地黄可补血养阴，填精益髓。天花粉具有免疫刺激和免疫抑制作用。

【用法】水煎服，日1剂。

【方四】苏木浸洗方

【出处】《中国中医秘方大全》

【组成】苏木、蒲公英、钩藤各30克，防风、防己、川椒、黄芩、白矾各15克。

【功用】解毒消肿，止痛收敛。

【主治】足癣浸渍糜烂型。

【方解】方中苏木活血疗伤，祛瘀通经；蒲公英清热解毒，消肿散结，利湿通淋；钩藤清热平肝，息风定惊；防风祛风解表，胜湿止痛，止痉；防己祛风，止痛，利水消肿；川椒、黄芩清热燥湿，泻火解毒，止血；白矾外用解毒杀虫，燥湿止痒，内服止血，止泻，化痰。

【药理】现代药理研究发现苏木能促进微循环，有消炎的作用。防风能抗炎，抗过敏，抗菌。防己有抗炎的作用，有广泛抗过敏的作用。川椒、黄芩能抑菌。白矾外用有明显的抗阴道滴虫的作用，能促进溃疡愈合。

【用法】水煎外洗。

5.3 神经性皮炎

神经性皮炎又名慢性单纯性苔藓，是一种常见的慢性皮肤神经功能障碍性皮肤病，好发于颈项、上眼睑处，基本皮损为针头至米粒大小的多角形扁平丘疹，呈淡红、淡褐色或正常肤色，质地较为坚实而有光泽，表面可覆有糠秕状非薄鳞屑，久之皮损渐融合扩大，形成苔藓样变，自觉阵发性瘙痒，常于局部刺激、精神烦躁时加剧。

本病相当于中医学“牛皮癣”“摄领疮”等范畴。

【方一】

【出处】民间验方

【组成】木鳖子60克，陈醋500克。

【功用】舒肝清热，疏风止痒。

【主治】神经性皮炎。

【方解】方中木鳖子攻毒疗疮，消肿散结；陈醋杀菌。

【药理】现代药理研究发现木鳖子具有抗炎作用。陈醋能抑菌。

【用法】土鳖子去壳，烤干后研成细末，放入陈醋内浸泡7天，每日摇动两次。先用绿茶水清洗患处，然后用药液直接涂搽，每日2～3次。

【按语】对皮肤无刺激性，但有一定毒性，防入口。

【方二】

【出处】民间验方

【组成】木槿皮、蛇床子、百部根各30克，五倍子24克，密陀僧18克，轻粉6克。

【功用】舒肝清热，疏风止痒。

【主治】神经性皮炎。

【方解】方中木槿皮、蛇床子、密陀僧、轻粉杀虫止痒，清热燥湿；百部根具有杀虫灭虱的作用。

【药理】现代药理研究发现木槿皮、蛇床子、百部根、密陀僧、轻粉对皮肤癣菌有抑制作用。五倍子能收敛止血，收湿敛疮。

【用法】将上药共研细末，用时以皂角水洗患处，再以醋调药粉呈糊状，敷于患处，每日1次。

【方三】

【出处】民间验方

【组成】何首乌12克，牡丹皮4.5克，生地黄12克，熟地黄9克，当归9克，红花、地肤子各4.5克，白蒺藜3克，僵蚕、元参、甘草各3克。

【功用】舒肝清热，疏风止痒。

【主治】神经性皮炎。

【方解】牡丹皮、生地黄、元参清热凉血，养阴生津，且牡丹皮、当归、红花活血养血祛瘀；何首乌、熟地黄补益精血；地肤子清热利湿止痒；白蒺藜疏肝平肝祛风；僵蚕祛风化痰散瘀；甘草补中益气，清热解毒。

【药理】现代药理研究表明生地黄能抗炎、抗过敏。元参对多种细菌有抑制作用。牡丹皮能抗炎、抑制血小板凝集，并对多种致病菌及致病性皮肤真菌有抑制作用。当归有抗血栓作用，能显著促进血红蛋白及红细胞的生成。红花的醇提物和水提物有抗炎、免疫抑制作用。何首乌、熟地黄能增强机体免疫力。地肤子能抑制多种皮肤真菌，抑制迟发型超敏反应。白蒺藜能提高机体免疫力，抗衰老，抗过敏。僵蚕具有抗炎抑菌的作用。甘草有抗溃疡、抗炎、抗过敏、抗菌的作用。

【用法】水煎服，日1剂。

【方四】

【出处】民间验方

【组成】细辛、良姜、官桂各1.5克，95%酒精100毫升，甘油适量。

【功用】温经散寒，通脉止痒。

【主治】神经性皮炎。

【方解】细辛温经散寒，祛风通窍；良姜温中散寒；官桂补火助阳，温经通脉。

【药理】现代药理研究表明细辛能抗炎、抑菌、扩张血管。良姜具有镇痛、抗炎、抗菌、抗血栓形成的作用。官桂有抑制真菌、扩张血管、促进血液循环的作用。

【用法】将前3味药研成细末，入酒精中浸泡1周，过滤后加入适量甘油即成。用此药涂患处，1日两次。

5.4 黄褐斑

黄褐斑，是指面部出现的淡褐色或深褐色斑块。其多见于成年女性，是一种色素代谢异常的疾病，严重影响患者的容貌。

黄褐斑的临床特点是面部突出部位逐渐出现淡褐色或深褐色斑，往往不被患者注意。色素斑最初为单发，数量逐渐增多，并逐渐融合成大小不一、形状不规则的斑片，对称分布于面部。以颏部、前额、两颊最突出，有时呈蝶翼状，多见于颏和上唇部，边缘清楚呈弥漫性，局部无炎症及鳞屑，也无自觉症状。色素随季节、日晒、内分泌改变而变化，但经久不退。

现代医学对其病因尚不清楚，可能与性激素失调及自主神经系统功能紊乱有关。光照和外界物理刺激是本病发病的诱因。在一些慢性疾病如月经不调、痛经、子宫附件炎、肝胆疾患、慢性酒精中毒、甲亢、结核病、内脏肿瘤等患者中也常发生，且与化妆品使用不当有关。现代生活节奏加快，长期精神紧张导致自主神经系统功能紊乱的疾病越来越多，黄褐斑的发病率也呈上升趋势。

本病的病因病机比较复杂，如情志不遂、暴怒伤肝造成肝郁气滞、气血瘀阻于面则生斑；或病久体弱、水湿久留、思虑伤脾导致脾虚不能化生精微、气血两亏、面部失养等。在中医辨证时，又有肝郁气滞、湿热内蕴、阴虚火旺引起黄褐斑的区别。

预防措施：（1）防止日晒，是避免黄褐斑加重的重要措施，外出时应根据季节选择适宜的防晒品，如防晒霜、遮阳帽、遮阳伞；（2）不滥用化妆品，尤其是不用含有铅、汞的化妆品；（3）多食富含维生素C的食物，如大枣、西红柿、西瓜、橘子、冬瓜、白菜、芹菜、香蕉等；（4）自我调节情绪，注意劳逸结合，避免忧郁、烦躁、愤怒及长期过度的精神紧张，保持愉快、乐观、开朗、安定的情绪。

【方一】

【出处】民间验方

【组成】①牡丹皮12克，栀子9克，甘草9克，当归12克，茯苓15克，白芍15克，白术15克，柴胡9克，生姜6克，薄荷6克；②龙胆草15克，栀子12克，甘草6克，当归9克，黄芩12克，柴胡9克，生地黄15克，车前子12克，泽泻15克，木通12克。

【功用】①疏肝理气，解郁泻火；②清肝泻火。

【主治】肝郁气滞引起的黄褐斑。症见皮肤浅褐、深褐色点状或片状斑，界限清晰，边缘不整，以颜面、目周、鼻周多见。

【用法】水煎，分3次服，1日1剂。

【按语】伴有两胁胀痛，烦躁易怒，嗳气，纳谷不馨，舌苔薄黄，脉弦数，用方①；若肝火上炎，褐斑较深，头痛口苦者用方②。

【方二】

【出处】民间验方

【组成】滑石15克，茵陈12克，黄芩9克，石菖蒲6克，川贝母6克，木通6克，藿香6克，射干6克，连翘6克，薄荷3克，白豆蔻6克。

【功用】清化湿热，宣通气机。

【主治】湿热内蕴引起的黄褐斑。症见褐色斑点，斑片见于前额、颜面、口唇、鼻部，界限不清，自边缘向中心逐渐加深其色，伴身重胸痛，渴不欲饮，舌苔黄腻，脉滑数。

【用法】水煎，分3次服，1日1剂。

【方三】

【出处】民间验方

【组成】知母12克，黄柏12克，熟地黄24克，山茱萸12克，山药15克，泽泻9克，茯苓9克，牡丹皮9克。

【功用】滋阴降火。

【主治】阴虚火旺引起的黄褐斑。症见斑块多出现于鼻、额、面颊部，色淡褐或深褐色，呈点状或片状，大小不定，界限清楚，边缘不整。伴有头晕耳鸣，五心烦热，心悸失眠，腰酸腿软，舌质红，少苔，脉细数。

【用法】水煎，分3次服，1日1剂。或共研细末，炼蜜丸为9克，1日2～3次，1次用温开水送服1丸。

5.5 粉刺

粉刺是指颜面、胸、背等处生丘疹如刺，可挤出白色碎米样粉渣的一类皮肤病。

本病相当于现代医学的痤疮，好发于青春发育期的青年，成年男子亦可发病。很多年轻人进入青春期后，脸上会不知不觉长出很多“青春痘”，西医称之为痤疮，民间常叫“粉刺”。“青春痘”虽对健康无碍，但却影响面容美观，使青年朋友十分苦恼。痤疮是一种毛囊皮脂腺的慢性炎症。一般认为与内分泌、细菌感染有关，是因毛囊口角化过度，皮脂分泌过多，淤积而呈黑头粉刺。粉刺是棒状杆菌大量繁殖，分解皮脂，产生游离脂肪酸，刺激毛囊而引起的炎性反应，其与饮食、遗传、局部卫生、细菌毒素及消化功能有密切关系。除面部外，前胸、后背也会出现黑色或红色丘疹，中央可有脓疱性或疖肿性改变，此起彼消，反复发生，愈后留有红色浅表疤痕。严重者有大小不等的囊肿性损害，囊肿愈后有疤痕，或形成疤痕疙瘩。

中医认为痤疮虽然生在皮肤表面，但与脏腑功能失调相关。故将痤疮分为湿热壅盛型、脾虚湿盛型和肝郁气滞型。在中医辨证时，又有肺热、胃热、血热、毒热、湿毒血热引起粉刺的区别。

除药物治疗外，患者平日应经常用温水、硫黄皂洗涤颜面；多吃新鲜蔬菜及水果，多饮水，不食或少食油腻及辛辣食物；生活要有规律，不熬夜；禁止用手挤压皮疹，尤其是鼻及口的周围，以免发生危险。

【方一】

【出处】民间验方

【组成】潞党参12克，枇杷叶12克，黄连9克，黄柏9克，桑白皮15克，甘草9克。

【功用】清泄肺热。

【主治】肺热引起的粉刺。症见颜面部有与毛囊一致的丘疹，形如粟米大小，可挤出白粉色油状物质，皮疹以鼻周围较多，亦可见于前额，间或有黑头粉刺，有轻度发痒，常伴有口鼻干燥，大便干，舌质微红，苔薄白或薄黄，脉浮数。

【用法】水煎，分3次服，1日1剂。

【方二】

【出处】民间验方

【组成】大黄12克，芒硝9克，甘草6克。

【功用】清阳明腑热。

【主治】胃热引起的粉刺。症见颜面部有散在毛囊性丘疹，形如粟米大小，可挤出白粉色油状物质，间或有黑头粉刺，以口周较多，亦可见于背部、前胸，大便秘结，舌质红，苔腻，脉沉滑而有力。

【用法】水煎，分3次服，1日1剂。

【方三】

【出处】民间验方

【组成】当归12克，生地18克，赤芍12克，川芎9克，红花9克，桃仁12克，玫瑰花12克，野菊花12克，鸡冠花12克，凌霄花12克。

【功用】凉血清热。

【主治】血热引起的粉刺。症见颜面两颊有散在潮红色丘疹，形如粟米大小，以口鼻周围及两眉间皮疹较多，面部常有毛细血管扩张，遇热或情绪激动时面部明显潮红，自觉有灼热，女性的皮疹在月经前后常常增多，大便干燥，小便黄赤，舌尖红，苔薄，脉细滑而数。

【用法】水煎，分3次服，1日1剂。

5.6 银屑病

银屑病是一种常见的慢性复发性炎症性皮肤病，是皮肤上起白色厚屑，伴有瘙痒的一种顽固性皮肤损害。其皮损特点是红色丘疹或斑块上覆有多层银白色鳞屑，有明显季节性，多数患者病情秋冬季加重，夏季有所缓解。

中医称本病为“白疕”“疕风”“干癣”“蛇虱”“松皮癣”。中医文献中对本病的论述很多，如《证治准绳·疡医·诸肿》记载：“遍起风疹疥丹之状，其色白不痛，但痒，搔抓之，起白疕。名曰蛇虱。”

本病在中医辨证时，又有血热、血燥、血瘀、湿热、毒热蕴结、寒湿痹阻引起银屑病的区别。

【方一】

【出处】民间验方

【组成】槐花15克，紫草根12克，赤芍12克，白茅根12克，生地15克，丹参15克，鸡血藤12克。

【功用】凉血活血。

【主治】血热引起的银屑病。症见皮疹发生发展迅速，多呈点滴状红斑或斑丘疹，表面鳞屑呈多层性，搔之表层易剥离，底层附着较紧，强行剥离后底面有点状出血，瘙痒较明显，常伴有心烦、口渴、便干溲黄，舌质红，苔白或黄，脉弦滑或弦数。

【用法】水煎，分3次服，1日1剂。

【方二】

【出处】民间验方

【组成】当归12克，熟地15克，生地15克，黄芪15克，天冬12克，麦冬12克，升麻9克，黄芩9克，桃仁6克，红花6克，天花粉12克。

【功用】养血滋阴润肤。

【主治】血燥引起的银屑病。症见皮疹发展较慢，多为淡红色斑块，有明显浸润，表面鳞屑不多，附着较紧，新发皮疹较少，舌质淡，或有白苔，脉沉缓或细缓数。

【用法】水煎，分3次服，1日1剂。

【方三】

【出处】民间验方

【组成】川芎9克，当归尾9克，赤芍9克，苏木9克，丹皮9克，枳壳9克，瓜蒌仁9克，桃仁9克，槟榔6克，酒炒大黄12克。

【功用】活血化瘀行气。

【主治】血瘀引起的银屑病。症见皮损较厚，顽硬且坚，抓之如朽木，皮疹多呈暗红色斑块，有的皮疹互相融合呈地图状，表面鳞屑呈大片，附着亦紧，病程较长，大片融合之皮疹常有裂口或疼痛，舌质紫暗或有瘀点、瘀斑，苔少，脉涩或细缓。

【用法】加水400毫升煎至32毫升，空腹时服。药渣再煎再服。

【方四】

【出处】民间验方

【组成】龙胆草12克，白茅根12克，生地15克，大青叶12克，车前草12克，石膏21克，黄芩9克，六一散适量。

【功用】清热除湿解毒。

【主治】湿热引起的银屑病。症见皮疹多呈深红色斑块，大小不等，表面鳞屑呈油腻状或结成厚痂，鳞屑下有轻度渗出或表面湿润，有时可起脓疱，甚者融合成片，多发于四肢、手足掌跖，躯干及皱褶部位，舌苔白腻或黄腻，脉沉缓或沉弦。

【用法】水煎，分3次服，1日1剂。

第6章 妇科

6.1 乳腺增生

乳腺增生是指妇女乳房出现形态、数量、大小不一的硬结肿块，它是一种良性的、非炎性的乳腺组织增生性疾病。乳腺增生是女性最常见的乳房疾病，其发病率占乳腺疾病的首位。据调查，有70%～80%的女性都有不同程度的乳腺增生，多见于25～45岁的女性。其主要症状为一侧或两侧乳房同时或相继出现大小不等的类圆形硬结节肿块，触摸的时候感觉到肿块表面光滑，是可活动的。

【方一】海带鳖甲猪肉煲

【组成】海带120克，鳖甲60克，猪肉200克，凤尾菇65克，盐、味精、葱、姜各适量。

【做法】将鳖甲洗净，尽量弄成小碎块备用；将猪肉洗干净，切成小块，放入沸水中焯一下，加料酒除去腥味；海带用清水泡开，洗净，再切成丝；把姜洗净切成片，葱洗净切成段，把凤尾菇洗干净；把海带、鳖甲、瘦肉、凤尾菇、葱段、姜丝放入锅中共煮汤；先用大火煮沸15分钟，再改小火煮1.5小时，加入适量盐、味精调味，搅拌均匀，盛盘即可。

【主治】气滞痰凝，见情志抑郁、胸胁胀满疼痛、乳房胀痛或胁下肿块等症状。

【方二】山楂青皮粥

【组成】青皮10克，山楂30克，大米100克，冰糖适量。

【制法】将青皮、山楂洗净，切碎，一起放入砂锅中，加适量水，煎40分钟，用洁净纱布过滤，取汁备用；大米洗净，放入砂锅中，加适量水，用小火煨煮成稠粥；粥将成时，加入青皮、山楂汁搅匀，再加入适量冰糖，继续煨煮至沸即可。

【主治】肝郁气滞，见情志抑郁、小腹胀满疼痛、乳房胀痛或胁下肿块、月经不调、痛经等症状。

【方三】萝卜拌海蜇皮

【组成】白萝卜200克，海蜇皮100克，盐、植物油、白糖、香油、葱各适量。

【制法】将白萝卜洗净，切成细丝，加少许盐腌渍一会儿，沥去水分；葱洗净，切成末；将海蜇皮切成丝，入沸水中焯一下，再放入清水中，然后挤干水分；萝卜丝与海蜇丝一起加少许盐拌匀；油锅烧热，炸香葱末，趁热将葱油淋入碗内，加白糖、香油拌匀即可。

【主治】乳腺增生，挤压乳头有异常分泌物等症。

【方四】海带拌鸡丝

【组成】海带200克，鸡脯肉100克，植物油、盐、香油、醋、酱油、姜、蒜各适量。

【制法】海带洗净，切成细丝，入开水中煮熟，捞出沥干水分；鸡脯肉洗净，切成丝，加盐、酱油拌匀，腌渍片刻；姜、蒜分别切成末；锅内放少许植物油烧热，放入鸡丝滑散，至变色后盛出沥油；将海带丝、鸡丝放入大碗中，加适量盐、香油、醋、蒜末、姜末拌匀即可。

【主治】乳腺增生，有肿块、触痛等症状。

【方五】乌鸡炖黑豆

【组成】乌鸡1只，黑豆250克，水发木耳30克，水发香菇10克，盐、姜末、葱段、味精各适量。

【制法】将乌鸡处理干净，切块；木耳洗净，撕小朵；香菇去蒂，切块；将鸡块与黑豆同煮熬汤，加入适量姜末、葱段至肉熟豆酥，加入黑木耳和香菇再煮片刻，加入适量盐、味精调味即可。

【主治】肝肾不足，见身体虚弱、少气懒言、面色苍白、血虚头晕、肾虚腰酸及不孕不育等症。

6.2 急性乳腺炎

急性乳腺炎又叫“乳痈”，多见于初产后哺乳的妇女。本病可分为初期、脓成期、脓溃期三个阶段。初起病情较急，乳房局部结块，乳房肿痛。脓成以后乳房胀痛加剧，红肿疼痛明显。脓溃期则可见脓液自创口溢出。

【方一】油菜大米粥

【组成】桑叶、大米各50克，鲜油菜200克，盐少许。

【制法】大米、桑叶、油菜洗净，油菜切细条；大米、桑叶下锅，加500毫升清水，大火煮沸3分钟，转小火煮30分钟，成粥后将油菜放入烫熟，加盐调味。

【主治】急性乳腺炎所致的肿块灼热、肿痛。

【方解】大米有补气健脾、除烦渴等作用；油菜可解毒消肿、润肠通便。

【方二】蒲公英米粥

【组成】蒲公英30克，大米50克，白糖少许。

【制法】蒲公英洗净，切碎；大米淘洗干净；将大米放到锅里，加500毫升清水，大火煮沸5分钟后，转小火煮15分钟后放入蒲公英碎，再煮至成粥状即可，食时加白糖调味。

【主治】由急性乳腺炎所致的乳房灼热肿痛、嘴干、大便干结等。

【方解】蒲公英具有清热解毒、消痈散结的作用。

【方三】鸡爪黄花蛋汤

【组成】鸡爪50克，鸡蛋2只，黄花菜20克，盐少许。

【制法】鸡爪洗净；鸡蛋打散成蛋液；黄花菜洗净，切碎；将鸡爪放到锅里，加适量清水，大火煮沸后转中火煮至鸡爪熟，煮熟后再放入黄花菜、鸡蛋，放少许盐即可。

【主治】急性乳腺炎所致的疮口脓稀、全身乏力。

【方解】鸡爪具有温中补气、活血通经的作用；鸡蛋具有补虚的作用；黄花菜具有清热、解毒、利尿、消肿、养血平肝、除烦的作用。

【方四】双耳汤

【组成】银耳、木耳、白糖各适量。

【制法】木耳、银耳分别泡发，洗干净，撕小块；将处理好的银耳和木耳放入锅内，加500毫升清水，大火煮沸转中火煮20分钟，食时加适量白糖即可。

【主治】因急性乳腺炎而引起的气短乏力、溃脓稀淡。

【方解】木耳、银耳均具有补肾、益气、润肺、生津、清热、活血、强身的作用。

【方五】薏米红豆汤

【组成】薏米、红小豆各30克，白糖少许。

【制法】将薏米和红小豆都淘洗干净，放入锅内，加500毫升清水，大火煮沸5分钟后，转小火煮30分钟，加白糖即可。

【主治】因乳汁淤积而致的急性乳腺炎。

【方解】红小豆具有清热毒、散恶血的作用；薏米具有健脾、渗湿、排脓的作用。

6.3 白带异常

在正常情况下，女性的阴道与外阴经常有少量分泌物以保持其湿润，这些分泌物就是白带。白带异常就是阴道分泌物增多，同时伴有颜色、质地、气味改变等。白带是女性生殖器官的“晴雨表”，如有异常情况，一定要引起重视。

【方一】山药桂圆羹

【组成】山药100克，桂圆肉15克，荔枝4个，冰糖适量。

【制法】山药去皮切碎，桂圆肉洗净，荔枝去壳去核；将山药、桂圆肉、荔枝肉加水同煮，至山药熟烂时，加入冰糖即可。

【按语】此方最好于晨起或晚睡前食用，对带下病的调理能起到一定疗效。

【方二】参苓白果粥

【组成】党参、茯苓各20克，白果仁15克，大米60克，红糖适量。

【制法】先将党参、茯苓冲洗干净，放锅中加适量水煎熬30分钟，去渣留汁；再将白果仁、大米淘洗干净，放入上述药汁中，用大火煮沸后，改用小火熬粥（若药汁不足可加沸水），熬至粥稠白果仁熟透时，加入红糖煮化即可。

【方解】白果可治疗白带过多；党参、茯苓能健脾益气，去湿止带。

【方三】黄芪炖乌鸡

【组成】黄芪30克，白术20克，莲子50克，乌骨鸡1只，盐、鸡精各适量。

【制法】将乌骨鸡处理干净；黄芪、白术用纱布包好，塞入鸡腹内，放入炖锅中；放入莲子，加适量水，用小火炖至鸡肉烂熟，拣去药包，加盐、鸡精调味即可。

【方解】乌骨鸡性平，味甘，有补虚、益气、健脾、固肾之功，凡体质虚弱、白带过多者，宜常食之。

【方四】韭菜根煮鸡蛋

【组成】韭菜根100克，鸡蛋1个，红糖10克。

【制法】将韭菜根洗净，与鸡蛋一起放入砂锅中，大火煮沸，转小火煮5分钟，去掉韭菜根，放入红糖稍煮。

【主治】脾虚和肾虚引起的白带异常。

【用法】每日1剂，连服7天。

6.4 月经不调

月经不调又称“月经紊乱”，指月经的周期、颜色、量、性状等出现不正常的改变，主要有下列症状：月经周期不正常、提前或错后；月经时多时少，甚至有时淋漓不尽，经质稀稠，经色不正常。

【方一】红花通经益肤粥

【组成】红花3克，当归10克，丹参15克，糯米100克，红糖30克。

【制法】糯米洗净，用清水浸泡1小时；将红花、当归、丹参一起放入砂锅中，用水煎2次，取药汁备用；糯米置于砂锅中，加药汁与适量清水，大火煮沸转小火煨粥，粥成时加入红糖拌匀即可。

【功用】养血润燥，活血调经，去瘀生新。

【方二】乌鸡归芪汤

【组成】乌鸡1只，黄芪15克，当归、茯苓各10克，盐、味精各适量。

【制法】将乌鸡处理、洗净；黄芪、当归、茯苓放入鸡腹内；再将鸡放在砂锅内，加适量水，大火煮沸，小火煮至肉烂熟；去药渣，加盐、味精调味，吃肉喝汤。

【功用】补益气血。

【方解】黄芪性微温，味甘，补中益气，体质虚弱、气虚下陷、崩漏带下者宜食之；当归补血活血；茯苓健脾利湿；乌鸡味甘，性平、偏温，益五脏，补虚损，强筋骨，活血脉，为补虚之佳品。

【方三】淫羊藿炖羊肉

【组成】羊肉250克，淫羊藿15克，仙茅、桂圆肉各10克，盐3克。

【制法】将羊肉洗净，淫羊藿、仙茅、桂圆肉用纱布包裹，与羊肉一同放入砂锅，加适量清水；大火煮沸后，小火炖煮3小时，去药包，加盐调味即可。

【方解】淫羊藿、仙茅有补肾壮阳、祛风除湿的功效；桂圆肉温补心脾。

【方四】西洋参炖乌鸡

【组成】西洋参、生姜片、葱段各10克，乌鸡1只，料酒、盐、味精、胡椒粉各适量。

【制法】将西洋参润透，切薄片；乌鸡处理、洗净；姜洗净拍松，葱洗净切段；将西洋参、乌鸡、姜片、葱段、料酒同放炖盅内，加适量清水，置大火上烧沸，再用小火炖至肉熟烂，加入盐、味精、胡椒粉调味即可。

【方解】西洋参味甘，性凉，补气生津。

【方五】益母草煮鸡蛋

【组成】鸡蛋2个，益母草30克。

【制法】将鸡蛋洗净，与益母草一起加水炖煮，蛋熟后去壳再煮20分钟即可。

【主治】瘀血阻滞所致的月经过少、月经后延等。

6.5 痛经

有的女性在行经前后或行经期，下腹部会出现极剧烈的疼痛，称为“痛经”，又叫“生理痛”。原发性痛经多见于年轻女性，来潮起即有疼痛，多因精神紧张，或因子宫发育不良、子宫位置过度屈曲等，使经血流行不畅所致。痛经多发生在经前一两天，或在月经来潮的第一天，于经期逐渐减轻，以致消失。痛经的部位在下腹部，有时会放射到腰部或会阴部。

【方一】三花调经茶

【组成】玫瑰花、月季花各9克，红花3克。

【制法】玫瑰花、月季花、红花碾成粗末，将之放入茶杯中，用沸水冲泡，闷10分钟即可。

【方解】红花活血通经，用于闭经、痛经、恶露不尽；玫瑰花行气解郁，用于经前乳房胀痛、月经不调；月季花养血调经，用于痛经。三者合用能活血调经。

【方二】川芎调经茶

【组成】川芎3克，茶叶6克。

【制法】将川芎、茶叶放入砂锅中，加400毫升清水，大火煮沸后，转小火煎至剩一半汤汁即可。

【功用】活血祛瘀，行气止痛。

【方解】川芎活血行气、祛风止痛，用于月经不调、闭经、痛经、胸胁刺痛、头痛、风湿痹痛。

【方三】姜椒枣糖汤

【组成】生姜25克，花椒9克，红糖30克，红枣10颗。

【制法】将生姜、花椒、红糖、红枣一同放入砂锅中，加水煎服。

【主治】适用于寒湿凝滞型痛经，症见经前或经期小腹冷痛，得热则症状减轻，经行量少，色紫黑夹有血块，四肢不温，面色发白。

【方四】当归羊肉汤

【组成】羊肉100克，当归、生姜各10克。

【制法】羊肉洗净切碎，与当归、生姜同炖，熟烂后去当归、生姜即可。

【功用】补血虚，温脾胃。

【方解】羊肉有益气补虚的作用，当归有补血活血之功，与生姜相配，可以补虚温中、活血祛瘀。

【方五】山楂去痛粥

【组成】山楂30克，鸡血藤、益母草各12克，当归9克，川芎5克，大米100克，红糖适量。

【制法】大米淘洗干净，用清水浸泡30分钟；将山楂、鸡血藤、益母草、当归、川芎放入砂锅中，加适量水，煎取浓汁，去渣；药汁中加入大米煮成粥后加红糖搅拌均匀即可。

【主治】活血化瘀，调经止痛。

【方解】益母草活血调经、利尿消肿；鸡血藤补血、活血、通络，用于月经不调、血虚萎黄、麻木瘫痪、风湿痹痛。

【方六】益母羹

【组成】益母草20克，砂仁10克，米醋15克，红糖30克。

【制法】将益母草、砂仁用水煎，去渣取汁；加米醋、红糖稍煮即可。

【方解】益母草祛瘀、调经，不论胎前、产后都能起到生血化瘀的作用；砂仁醒脾开胃，可防止益母草的寒性伤胃。几味同食，可治疗痛经。

【方七】红糖姜汁荷包汤

【组成】鸡蛋1个，老姜50克，红糖适量。

【制法】老姜洗净，刮去表皮，切丝，其余的捣成泥状，挤汁；砂锅置火上，倒入适量清水煮开，打入鸡蛋煮成荷包蛋后，加红糖、姜汁，撒上姜丝即可。

【方解】老姜能祛寒保暖、温胃暖宫，改善脾胃不和、子宫虚冷、痛经等症状；红糖能提供钙、磷、钾、铁等营养素，可活血补血，与鸡蛋同煮汤，能调节女性生理循环，暖和手足，并能稳定情绪。

6.6 闭经

闭经又叫“经闭”“不月”“月事不来”，是指女子年过18岁月经还没有来潮，或者是来潮后又连续停经达3个月以上。其主要症状为初潮年龄晚并且经量少，逐渐月事不来，并伴有头晕耳鸣、腰酸腿软、烦热盗汗等情况。出现闭经有可能是内分泌异常或者是生殖器官发育不良所致。

【方一】墨鱼香菇冬笋粥

【组成】干墨鱼1只，水发香菇、冬笋各50克，猪瘦肉、大米各100克，胡椒粉1克，料酒10毫升，盐、味精各适量。

【制法】干墨鱼去骨，用温水泡发，洗净，切成丝状；猪肉、香菇、冬笋分别切丝备用；大米淘洗干净，下锅，加入肉丝、墨鱼丝、香菇丝、冬笋丝、料酒一起熬至熟烂，最后调入适量盐、味精及胡椒粉即可。

【主治】闭经、白带频多。

【用法】每日1剂，分2次服。

【按语】脾胃寒湿气滞或皮肤瘙痒者慎食。

【方二】红花当归糯米粥

【组成】红花、当归各10克，丹参15克，糯米50克，红糖适量。

【制法】将红花、当归、丹参加水煎取汁，去渣，与糯米、红糖共煮成粥即可。

【主治】血虚血瘀型闭经、月经不调、痛经、腹中包块。

【方三】木耳核桃糖

【组成】木耳、核桃仁各120克，红糖240克，料酒适量。

【制法】将木耳泡发，与核桃仁一起碾成末，加入红糖搅拌均匀，放入陶瓷罐内封紧，食用时佐以料酒调服即可。

【主治】肾虚引起的闭经。

【方四】香菇红枣汤

【组成】水发香菇100克，红枣、莲子各20克，枸杞子5克，盐、味精、姜丝、肉汤各适量。

【制法】香菇、红枣、枸杞子洗净，香菇切丁；莲子洗净去心，加入适量清水，入蒸锅中蒸至莲子熟烂，取出备用；汤锅中倒入肉汤煮沸，将碗中蒸熟的莲子连汤一起倒入锅中，加入香菇、红枣、姜丝，中火煮约30分钟，放入枸杞子稍煮，加盐、味精调味即可。

【功用】补益气血。

【按语】用于闭经、月经量少色淡红人群的辅助食疗。

【方五】参芪蒸乌鸡

【组成】乌骨鸡1只，红参、赤茯苓、当归、益母草各9克，炙黄芪、黑桑葚、黑豆各24克，干白术、熟地各15克，炙甘草、盐、陈皮各6克，水发红菇30克，红枣13颗，虾仁20克，干荔枝13颗，生姜1～2片，盐、鸡精、香油各适量。

【制法】乌骨鸡去毛和肠杂，留心、肝、肾与肉一起蒸；将炙黄芪、白术、赤茯苓、当归、桑葚、炙甘草、盐、益母草、陈皮装入净纱布药袋内，扎紧袋口；将所有原料全部放入陶瓷罐内，加适量水放屉笼内，用大火蒸2小时至熟透入味，揭盖取出，淋上香油即可。

【主治】乌骨鸡补虚；当归、益母草补血活血；红参、黄芪、白术、茯苓、陈皮健脾益气；熟地、黑桑葚、黑豆补肝肾。

【方六】苓夏蒸牛肉

【组成】鲜牛肉120克，茯苓、苍术、干荷叶各12克，半夏、玫瑰花、川红花、桃仁泥、制香附、川牛膝各9克，干白术粉、葛根各15克，陈皮6克，薏米30克，益母草24克，生姜3片，红枣9颗，葱白5根，盐、陈年老酒、鸡精各适量。

【制法】将牛肉用纱布擦净，用刀切成斜块；白术粉、苍术、半夏、荷叶、葛根、桃仁泥、陈皮、制香附、益母草、川牛膝装入净纱布药袋内，扎紧袋口；牛肉与药包及其余原料放入陶瓷罐内，加适量清水放进屉笼内，用大火蒸2小时至熟透入味；揭盖取出，淋上陈年老酒15~30毫升即可。

【功用】补血健脾，化瘀通经。

【主治】气血虚弱型闭经。

【方七】艾红羊子宫

【组成】鲜羊子宫、羊肉各120克，生艾叶、桃仁泥、川红花、当归尾、酒炒白芍、泽兰、川牛膝各9克，小茴香、桂枝各6克，益母草15克，生姜2~3片，红枣7颗，红糖30克，白酒适量。

【制法】先将羊子宫、羊肉洗净沥干，切成斜块；将艾叶、小茴香、桂枝、桃仁泥、川红花、当归尾、酒炒白芍、泽兰、川牛膝、益母草装入净纱布药袋内，扎紧袋口；然后将上述材料放入陶瓷罐内，加入生姜、红枣、红糖、适量清水，放进屉笼内用大火蒸2小时至熟透入味；揭盖取出，淋上白酒即可。

【主治】血虚型闭经。

【方八】薏米扁豆粥

【组成】薏米30克，扁豆25克，山楂15克，红糖少许。

【制法】将扁豆炒熟，薏米放清水中浸泡2小时；将炒好的扁豆、薏米、山楂一起放入砂锅中加适量水，大火煮沸后转小火煮至薏米熟，加入红糖调味。

【功用】健脾化湿，化瘀通经。

【主治】脾虚导致的闭经。

【用法】每日1次，连服7日。

6.7 慢性盆腔炎

慢性盆腔炎是指女性盆腔器官发生的慢性炎症。本病常在分娩、流产等刺激后发生，有些女性在急性感染后，因为治疗不当，导致慢性盆腔炎的发生。本病以下腹部持续坠胀疼痛、下腰部酸痛为主要症状，常伴有月经不调、白带过多等症状。

气滞血瘀型：多见小腹胀痛，胸闷，带下色黄或白，有时夹有血丝，伴有痛经，经期延长，月经紫色，有血块。

湿热型：多见腰腹疼痛，有灼热感，白带增多，身体疲乏，小便发黄。

寒湿型：多见下腹冷痛，身上怕凉，白带多，清稀如水，腰酸，食欲不振。

【方一】荔枝核蜜饮

【组成】荔枝核30克，蜂蜜20毫升。

【制法】荔枝核敲碎，放入砂锅，加入适量清水，浸泡片刻，大火煮沸后转小火煎煮30分钟，去渣取汁，加入适量蜂蜜拌匀即可。

【主治】慢性盆腔炎。

【方二】蒲公英饮

【组成】蒲公英25克，紫花地丁30克，鸭跖草20克。

【制法】蒲公英、紫花地丁、鸭跖草均洗净，放入煎锅中，加水煎煮2次，合并汤汁即可。

【功用】清热解毒。

【主治】慢性盆腔炎。

【用法】每日1剂，分2次服用。

【方三】生地大米粥

【组成】大米50克，生地黄30克。

【制法】生地黄洗净，切片，用适量水煎煮2次，去渣取汁；锅中放入适量清水，再放入大米煮粥，待粥八成熟时，放入药汁，继续煮至粥成即可。

【主治】湿热型慢性盆腔炎。

【方解】生地清热凉血、益阴生津。

【方四】苦菜萝卜汤

【组成】青萝卜片200克，苦菜100克，蒲公英25克，金银花20克，盐适量。

【制法】青萝卜片煮汤，大火煮沸后加其他原料，再煮沸后转中火煮至萝卜熟透，捞出其他原料不用，加盐调味，吃萝卜喝汤。

【功用】清热。

【主治】湿热型慢性盆腔炎。

【方五】金银花冬瓜仁蜜汤

【组成】蜂蜜50克，冬瓜子仁、金银花各20克，黄连2克。

【制法】在砂锅中放入金银花，加适量清水煎煮，去渣取汁；将冬瓜子仁放入煎好的药汁中煎15分钟，加入黄连、蜂蜜搅匀即可。

【主治】湿热型慢性盆腔炎。

6.8 女性不孕

生育年龄的夫妻同居两年以上，没有采取任何避孕措施，生育功能正常，女方不能受孕者，叫作“女性不孕症”。本病女性可能伴有月经不调、月经先后不定期、痛经、闭经等症状。

【方一】温补鹌鹑汤

【组成】菟丝子15克，艾叶30克，川芎10克，鹌鹑2只，盐适量。

【制法】鹌鹑去内脏，洗净、切块，入冷水锅，用大火煮沸后去血水，捞出；将菟丝子、艾叶、川芎放入砂锅中，加入3碗清水煎至1碗，滤渣取药汁；将药汁和鹌鹑用碗装好，隔水炖2小时，加盐调味即可。

【主治】体质虚损、子宫寒冷致久不受孕。

【方二】虫草炖鸡

【组成】老母鸡1只，生姜片5克，冬虫夏草、葱白段各10克，料酒、味精、清汤、胡椒粉、盐各适量。

【制法】老母鸡去内脏，洗净，剁成块备用；将冬虫夏草与鸡块一同放入砂锅内，再加入清汤、生姜片、葱白段，大火煮沸后，倒适量料酒，再次煮沸后转小火炖煮2小时，最后加盐、胡椒粉、味精调味即可。

【方解】冬虫夏草性温，味甘，含有虫草酸、蛋白质、脂肪等，可益气温阳、补肾填精；老母鸡具有补气血的作用。二者皆是补益佳品，一同食用，对因肾虚引起的不孕有较好的疗效。

【方三】益母山楂饮

【组成】益母草、山楂各15克，冰糖适量。

【制法】将益母草、山楂放入砂锅内，加适量水，大火煮沸后再煎20分钟；去渣留汤，放入冰糖溶化后即可饮用。

【功用】活血化瘀，温经通络。

【主治】血瘀不孕。

【方四】归参山药炖猪腰

【组成】猪腰500克，当归、党参、山药各10克，酱油、醋、姜丝、蒜末、盐各适量。

【制法】猪腰剖开，去除里面白色的筋膜臊腺，洗净；当归、党参、山药用纱布包成药包；在锅中加入适量水，放入猪腰、药包，大火煮沸后转小火炖煮；酱油、醋、姜丝、蒜末、盐兑成调味汁备用；待猪腰熟透捞出，冷却片刻，切薄片，淋上调好的味料，拌匀即可。

【主治】气血虚型不孕症。

【方解】当归、党参均是补益气血的佳品；猪腰可补肾。

第 7 章　男科

7.1 遗精

遗精指不因性交而精液自行泄出，有梦而遗为“梦遗”，无梦而遗为“滑精”。遗精并不只出现在青春期，婚后也会发生。遗精属正常现象，但如果过多则应引起重视。

心肾不交，阴虚火旺型：多梦遗，烦热口干，小便短赤，舌红少苔。

肾气不固，封藏失司型：头昏目眩，腰酸耳鸣，面色发白，舌质淡红。

肝胆火盛，湿热内蕴型：目赤口干，小便热赤，急躁易怒，舌苔黄腻。

【方一】韭子粥

【组成】大米50克，韭菜子15克，盐适量。

【制法】炒锅用小火烧热后，放入韭菜子炒熟；大米淘洗干净，放入锅中，再加入适量水，大火煮沸后放入炒好的韭菜子，再煮沸后转小火煮粥；待粥煮至黏稠时即可，食时可酌情加适量盐调味。

【方二】龙骨粥

【组成】糯米100克，煅龙骨30克，红糖适量。

【制法】将龙骨捣碎，放入砂锅内，加适量水，大火煮沸后转小火煎煮1小时，去渣取汁；将药汁与糯米一同放入锅中，酌情加水煮粥，大火煮沸后转小火熬煮；煮至粥黏稠时即可，食时可加适量红糖调味。

【功用】收敛固涩，镇惊潜阳。

【方解】龙骨是收敛精气的佳品。

【用法】早晚空腹热服，一个疗程5天。

【按语】湿热证患者不宜食用。

【方三】鸡蛋三味汤

【组成】芡实、去芯莲子、怀山药各9克，鸡蛋1个，白糖适量。

【制法】将芡实、莲子、怀山药一同放入锅中，然后加入适量水，用火熬煎；待成药汤以后，放入鸡蛋，继续煮。鸡蛋煮熟以后，依据个人口味加入白糖，即可食用。

【功用】补肾，固精安神。

【方四】酒炒螺蛳

【组成】螺蛳500克，植物油、料酒、盐、醋、姜末各适量。

【制法】螺蛳在清水中静置1小时以上，令其吐净泥沙，洗净；用醋、姜末与盐调成味汁备用；油锅烧热，放入螺蛳，大火快炒片刻，加适量料酒翻炒几下，再加少许沸水，大火煮沸后转小火慢煮；待汤将煮尽时即可盛出，蘸着调好的味汁食用。

【方解】螺蛳肉具有清热、利水的功效。

【按语】本品尤其适用于滑精患者。

【方五】莲子百合煲猪肉

【组成】猪肉200～250克，莲子、百合各30克，葱、姜、蒜、盐各适量。

【制法】将3种材料与各种调料一同放入锅中，然后加入适量的水用火煲熟，即可食用。

【功用】交通心肾，固摄精气。

【方解】莲子、百合均为补中益气的佳品。

【方六】桃仁炒腰花

【组成】核桃仁20克，猪腰1只，黄酒、姜、葱、盐各适量。

【制法】将核桃仁用清水洗净，并剖碎；将猪腰用清水洗净，并剖开，然后放在开水中，浸泡2小时，去浮沫；在锅中放油，油热以后，将处理好的核桃仁和猪腰放进锅中同炒；快熟时，加入黄酒、姜、葱、盐搅拌均匀，熟后装盘即可食用。

7.2 慢性前列腺炎

慢性前列腺炎是男性泌尿生殖系统常见病，也是一种发病率非常高且让人十分困扰的疾病，接近50%的男性在其一生中会有前列腺炎症状。慢性前列腺炎多发于青壮年，以尿频、尿急、尿痛或小便淋漓不尽，尿道口有时可见白色分泌物等为主要症状。

【方一】莲须芡实粥

【组成】莲须8克，芡实16克，大米50克。

【制法】将莲须、芡实加水煎煮，去渣取汁，大米淘净，与药汁一起煮粥。

【功用】利尿通淋，益气泄浊。

【主治】慢性前列腺炎。

【用法】每天1剂，连服20天。

【方二】山药菟丝粥

【组成】怀山药30克，菟丝子10克，糯米100克，白糖适量。

【制法】糯米洗净，泡2小时；怀山药去皮，洗净切片；菟丝子煎药汁；怀山药、糯米煮成粥，加药汁同煮片刻后，加白糖调味即可。

【按语】适用于小便赤涩、淋漓不尽、神疲腰痛者的辅助食疗。

【方三】马齿苋白糖茶

【组成】马齿苋50克，白糖30克，茶叶10克。

【制法】将新鲜的马齿苋清洗干净，沥水，切段；将切好的马齿苋与白糖、茶叶同放入砂锅中，加适量水，先用大火煮沸，后用小火煎煮片刻；滤除残渣，将水倒入茶壶直接饮用即可。

【方解】马齿苋味酸，性寒，入大肠、肝、脾经，质黏滑利，具有清热祛湿、散血消肿、利尿通淋的功效。

【方四】二紫通尿茶

【组成】紫花地丁、紫参、车前草各15克，海金沙30克。

【制法】所有原料研成粗末，置保温瓶中，500毫升沸水冲入保温瓶中，闷泡15分钟。

【主治】前列腺炎、排尿困难及尿频尿痛症。

【方五】肉炒豆腐干

【组成】猪瘦肉丝50克，豆腐干200克，植物油、盐、酱油、水淀粉、葱末、姜末各适量。

【制法】肉丝用盐、酱油、水淀粉抓匀；豆腐干切细条；油锅烧热爆香葱末、姜末，下肉丝滑散，再下豆腐干翻炒，出锅前撒盐调味即可。

【按语】常食有助于预防前列腺疾病。

7.3 阳痿、早泄

早泄是男性性功能障碍的表现之一，长期早泄易导致阳痿。阳痿主要表现为在性生活时阴茎不能勃起。早泄主要表现为阴茎在接触女性生殖器而未插入阴道前就发生射精或射精过早、过快。本病有器质性与功能性之分。当男性发生阳痿、早泄后，会产生自卑感，这时伴侣的理解和宽慰就显得非常重要。

【方一】羊肾汤

【组成】鲜羊腰1对，猪骨头汤1碗，猪脊髓1副，胡椒末少许，姜末5克，葱白2根，香菜末3克，盐适量。

【制法】把羊腰剖开，去筋膜，冲洗干净，切成薄片；猪脊髓洗净，切成小段；把猪骨头汤与胡椒末、盐、姜末、葱白一起放入锅内，用小火烧沸，把猪脊髓放入汤中，煮约15分钟，再投入羊腰片，改用大火烧沸3分钟，倒入碗内，撒上香菜末即可。

【主治】肾精不足引起的阳痿。

【方二】三子泥鳅汤

【组成】活泥鳅200克，韭菜子、枸杞子、菟丝子各20克，盐、鸡精各少许。

【制法】将泥鳅处理干净；韭菜子、枸杞子、菟丝子均洗净，韭菜子与菟丝子装入纱布袋，口扎紧；将泥鳅、枸杞子、纱布袋一同入锅，加入水600毫升，用大火煮沸后再改小火煨至水剩余300毫升时取出布袋，加入盐、鸡精调味即可。

【主治】阳痿，早泄，贫血。

【方三】枸杞炖羊肉

【组成】羊腿肉150克，枸杞子20克，清汤、葱、姜、料酒、盐、鸡精各适量。

【制法】将羊肉整块置于沸水锅内煮透，放入凉水中洗净血沫，切成方块；葱洗净切成段，姜洗净切成片；铁锅烧热，下羊肉、姜片翻炒，烹入料酒炝锅，炒透后，将羊肉同姜片一起倒入砂锅内，放入枸杞子、清汤、盐、葱段烧沸，撇净浮沫，加盖，用小火将羊肉炖烂，挑出葱、姜，放入鸡精调味即可。

【按语】辅助治疗早泄、肾虚、阳痿等症。

【方四】米酒炒大虾

【组成】对虾300克，米酒、植物油、盐、姜、葱、白糖、鸡精、香油各适量。

【制法】将对虾剪去须、爪和尾，从头、背开口，取出沙包和沙线，洗净，放入米酒中浸泡15分钟取出；葱、姜洗净，用刀拍散，切成末；锅置火上，倒入植物油烧热，先下葱末、姜末炒香，下入用米酒腌渍好的虾段，大火炒熟，放入盐、白糖翻炒均匀，调入鸡精，淋入香油，起锅即可。

【主治】肾阳不足引起的阳痿、早泄。

【方五】虫草红枣炖甲鱼

【组成】活甲鱼1只，虫草10克，红枣20克，葱段、姜片、蒜瓣、鸡清汤、料酒、盐各适量。

【制法】将甲鱼处理干净切块，然后放到锅里煮沸，捞出后将四肢割开，再把腿油剥掉，然后洗净；将虫草洗干净；红枣用水泡好；将洗净的甲鱼放入汤碗里，然后再把虫草、红枣放到上面，加入葱段、姜片、蒜瓣、料酒、盐及清鸡汤，上笼隔水蒸2小时后取出，把葱、姜挑出去即可。

【方解】甲鱼具有滋阴降火的作用；虫草具有补虚益精的作用；红枣具有补气养血、养心安神的作用。

【主治】肾虚所引起的腰膝酸软、遗精、阳痿等症状。

【方六】鹌鹑烩玉米

【组成】鹌鹑3只，熟猪肉、松子仁各50克，玉米粒150克，鸡蛋1个（取蛋清），料酒、盐、味精、香油、胡椒粉、鸡汤、淀粉、植物油、香菜叶、水淀粉各适量。

【制法】将鹌鹑去毛去杂，洗净，切成小块；熟猪肉切成丁，盛入碗中，加入鸡蛋清、味精、盐及淀粉拌匀；松子仁用水煮熟，捞出沥干，入五成热的油锅中炸至金黄色捞出；将玉米粒煮至熟透，捞出；用鸡汤、盐、香油、胡椒粉和水淀粉调成芡汁备用；锅烧热放入植物油，待油烧至四成热时，下切好的鹌鹑块、猪肉丁，过油后捞出沥干油；锅内留底油烧热，倒入玉米粒，下入鹌鹑块、猪肉丁翻炒均匀，加料酒、盐、调好的芡汁，烧沸后加入香油、味精调味，起锅装碗，撒上松子仁、香菜叶即可。

【方解】鹌鹑肉适合营养不良、肾虚乏力、贫血头晕、肾炎浮肿、高血压、肥胖症、动脉硬化症等患者食用。对阳痿、早泄有较好的食疗作用。

【方七】山药炖乳鸽

【组成】乳鸽1只，山药50克，料酒、葱段、姜片、盐、味精各适量。

【制法】山药去皮，洗净，切片；乳鸽去毛和内脏，洗净切块；山药、乳鸽、葱段、姜片下锅，加适量水，大火煮沸倒入料酒，转小火炖至乳鸽熟烂即可，食时加盐、味精调味。

【功用】滋阴补虚。

【主治】阳痿、早泄。

7.4 男性不育

生育年龄的夫妻同居两年以上，没有采取任何避孕措施，女方身体健康，生育功能正常，由于丈夫生育功能障碍，导致女性不能受孕的情况叫作“男性不育症”。引起不育的原因有器质性和功能性两种。和女性不孕症一样，男性的不育症也非常需要妻子的理解和帮助。

肾阳虚损型：婚久不育，性欲低下，阳痿，遗精，茎寒精冷，腰膝酸软，神疲乏力，四肢不温，小便清长，舌淡苔薄，脉象沉弱。宜温补元阳，壮肾生精。

心脾不足型：婚久不育，性欲淡漠，气短懒言，食少便溏，面色无华，心悸怔忡，失眠健忘，舌淡苔薄，脉象细弱。宜补益心脾。

【方一】精神药酒

【组成】枸杞子30克，熟地黄、红参、淫羊藿各15克，沙苑蒺藜25克，沉香5克，荔枝核12克，炒远志3克，母丁香6克，白酒1升，冰糖50克。

【制法】枸杞子、熟地黄、红参、淫羊藿、沙苑蒺藜、沉香、荔枝核、炒远志、母丁香去杂质，上药切碎；将切碎的药用白酒、冰糖密封浸泡30天即可服用。

【方二】银耳百合米粥

【组成】大米50克，银耳、百合各适量。

【制法】银耳泡发、洗净，撕成小朵；百合泡发、洗净；大米淘洗干净；将处理好的原料一起放入锅中，加入适量清水，大火煮沸后转小火慢煮40分钟，煮至粥黏稠即可。

【主治】肾阴亏虚的男性不育。

【方解】银耳能强精、补肾；百合具有养阴润肺、清心安神的功效。

【方三】巴戟天苁蓉炖羊肉

【组成】巴戟天、菟丝子各15克，肉苁蓉、肉桂各10克，羊肉100克，葱、姜、料酒、盐、鸡精各适量。

【制法】羊肉洗净切片；葱洗净切段；姜洗净切片；巴戟天、菟丝子、肉苁蓉、肉桂用纱布包好，同羊肉共煮至熟，加葱、姜、料酒、盐再炖10分钟，加鸡精调味即可。

【功用】温补肾阳，兼补肾精。

【方四】双胶骨髓牛鞭

【组成】鹿角胶、鱼鳔胶各30克，枸杞子15克，黑豆、猪骨髓各200克，牛鞭100克，葱、姜、料酒、盐、鸡精各适量。

【制法】先将牛鞭用水泡透，去表皮切段；猪骨髓切段；黑豆用温水泡胀；葱、姜分别洗净，葱切段，姜切片；将牛鞭段、猪骨髓段、黑豆同放砂锅内，大火炖煮后改小火煨烂，再将枸杞子、鹿角胶、鱼鳔胶及葱段、姜片、料酒、盐放入锅中，煮10分钟后，加鸡精调味。

【主治】男性因精子数量稀少所致的不育。

【方五】山药炖乳鸽

【组成】乳鸽1只，山药50克，黄酒、葱、姜、盐、味精各适量。

【制法】将山药用清水洗净，去皮，然后切成片状；乳鸽去毛、内脏，并用清水洗净；将山药和处理好的乳鸽一同放入锅中，再加入各种调料，清炖30分钟即可食用。

【功用】滋阴补虚。

【主治】虚劳引起的不育。

【方解】山药能滋肾益精；乳鸽能补肾、益气、养血。

第8章　骨科

8.1 颈椎病

颈椎病是指颈椎间盘变性、颈椎骨质增生等病理改变，导致颈部软组织、神经根、脊髓、椎动脉和交感神经等受到刺激或压迫，从而产生一系列临床症状和体征。因而又称颈椎综合征。颈椎病多发生于中、老年人，其发病以内因为主。颈椎活动频繁，易过劳而磨损；肝肾不足，筋骨懈惰，颈椎间盘发生退变，椎体上下缘软骨面的骨质增生，压迫或刺激了邻近的颈神经根、脊髓和血管等，逐渐出现颈椎病的各种症状。颈部受冷刺激，可以引起颈部肌肉和血管的痉挛，导致椎管内压增高，可以诱发和加重颈椎病的症状。多数患者无外伤史。本病发病缓慢，初期仅感颈部酸痛不适，疲劳后症状加重，随着时间的推延，逐渐出现一侧上肢疼痛、麻木、肌力减退、持物无力等。有些患者会出现头昏、头痛、眩晕、耳鸣、心慌、心悸、自汗、恶心、呕吐，当颈部活动时，上述症状明显加重，个别患者会猝倒。检查时牵拉试验及压头试验阳性。X线片检查可出现颈椎生理弧度平直或呈反弓，第3～7颈椎骨质增生，椎间隙变窄，项韧带钙化等。CT片可出现颈椎间盘突出，侧隐窝狭窄，或神经根、硬膜囊受压等。核磁共振片可出现颈椎某节段脊髓有压迹现象。个别患者可出现血压波动，心电图、脑血流图的改变。

颈椎病属于祖国医学的“痹证”范畴，称为“颈肩痛”。人到中年，气血渐亏，阳气渐衰，督脉空虚，阳气不用，卫外不固，风寒湿邪，乘虚而入，阻滞经脉；或因跌打损伤，经络受损，瘀血内停；或因积劳成疾，肝肾亏损，督阳不运，痰凝血瘀，而成颈椎病。颈椎病临床分为风寒湿阻、气滞血瘀、痰湿阻络、肝肾不足四型。(1）风寒湿阻型：症见颈、肩、上肢串痛麻木，以痛为主，头有沉重感、颈部僵硬，活动不利，恶寒畏风，舌淡红、苔薄白，脉弦紧。治宜祛风除湿、温经通络。（2）气滞血瘀型：症见颈肩部、上肢刺痛，痛处固定，伴有肢体麻木，舌质暗，脉弦。治宜行气活血、化瘀通络。(3）痰湿阻络型：症见头晕目眩、头重如裹、四肢麻木不仁、纳呆，舌暗红、苔厚腻，脉弦滑。治宜除湿化痰，蠲痹通络。(4）肝肾不足型：症见眩晕头痛、耳鸣耳聋、失眠多梦、肢体麻木、面红目赤、舌红少津，脉弦。治宜补益肝肾、活血通络。颈椎病的预防保健，必须重视保持颈部良好的姿势，防止颈部外伤，避免颈部过度疲劳，并防止颈部受凉。

【方一】芍葛汤

【来源】民间验方

【组成】白芍30克，葛根20克，威灵仙20克，白芷12克，秦艽12克，当归12克，川芎9克，细辛3克。

【用法】水煎服，每日1剂，日服2次。

【功效】祛风散寒，活血通络。

【主治】颈椎病属风寒湿阻，兼有血滞者，症见颈、肩、上肢串痛麻木，以痛为主，头有沉重感、颈部僵硬，活动不利，恶寒畏风，舌暗红、有瘀斑、瘀点，苔薄白，脉弦紧。

【方二】芍葛汤加味

【来源】民间验方

【组成】白芍30克，葛根20克，威灵仙20克，丹参15克，薏苡仁15克，秦艽12克，白芷12克，当归尾12克，桂枝9克，细辛3克。

【用法】水煎服，每日1剂。

【功效】散寒祛湿，活血通络。

【主治】颈椎病属寒湿兼血滞者，症见颈、肩、上肢窜痛麻木，以痛为主，头有沉重感、颈部僵硬，活动不利，恶寒畏风，舌暗红，有瘀斑、瘀点，苔薄白，脉弦紧。

【方三】定眩汤

【来源】民间验方

【组成】天麻9克，半夏9克，全蝎9克，僵蚕9克，白芍24克，夜交藤24克，钩藤24克（另包后下），茯苓15克，丹参30克。

【用法】水煎服，每日1剂，日服2～3次。15天为1疗程。

【功效】平肝定眩，舒颈醒脑。

【主治】颈椎病属经络阻滞，血脉不通，髓海失充，肝风内动，风火上扰者，症见头晕目眩、头重如裹、四肢麻木不仁、急躁易怒，面红目赤，舌暗红、苔厚腻，脉弦滑。

【方四】全蝎蜈蚣汤

【来源】《江西中医药》

【组成】全蝎10克，蜈蚣2条，鹿衔草、川芎、当归、自然铜、乌梢蛇各15克。

【用法】将药加水煎煮2次，取药汁混合，每日饮服2次。

【主治】适用于颈椎病。

8.2 肩关节周围炎

肩关节周围炎，是肩关节周围软组织的退行性病变，由于渗出或细胞浸润，继而纤维化和粘连，而致肩关节功能障碍，简称肩周炎，又有漏肩风、五十肩、露肩风、肩凝症、冻结肩等名称。本病多见于50岁以上的中老年人，女性多见。本病以肩关节周围疼痛、活动受限，久则肌肉萎缩为主要症状，发病缓慢，早期仅感肩部酸痛，随着时间的推延，疼痛加重，每因阴天、劳累症状加重，甚则影响睡眠，肩关节外展、外旋功能受限。因外伤诱发者，疼痛较重，肩关节功能迟迟不能恢复。检查肩部不肿，肩外、前、后侧广泛压痛，肩关节外展、外旋、内旋等运动障碍，久病患者，患肩三角肌、冈上肌萎缩。X线摄片一般无异常，少数患者可出现软组织钙化阴影或骨质疏松等。本病经正规治疗效果较好，且有自愈倾向。

中医认为本病多因年老体弱，肝肾不足，筋骨失于濡养，或因劳损、感受风寒，筋脉失宣，气血凝滞，血不荣筋，日久经筋粘连，关节疼痛，功能障碍。少数见于肩部外伤后的患者，局部瘀血内阻，经行不畅，经脉痹阻而致本病。临床可分为风寒湿阻、瘀血阻滞、气血亏虚三个证型。（1）风寒湿阻型：症见肩部窜痛，遇风寒痛剧，得温痛减，畏风恶寒，或肩部有沉重感，舌质淡、苔薄白或腻，脉弦滑或弦紧。治宜祛风散寒，除湿通络。（2）瘀血阻滞型：症见肩部肿胀，疼痛拒按，以夜间为甚，舌质暗或有瘀斑、苔白或薄黄，脉弦或细涩。治宜化瘀通络，蠲痹止痛。（3）气血亏虚型：症见肩部酸痛，劳累后疼痛加重，伴头晕目眩，气短懒言，心悸失眠，四肢乏力，舌质淡、苔少或白，脉细弱或沉。治宜调补气血，舒筋活络。

【方一】阳和活络汤加减

【来源】民间验方

【组成】麻黄5克，白芥子10克，熟地15克，桂枝10克，甘草3克，炮附子10克，姜黄6克，淫羊藿15克，当归10克，川芎6克，制乳香、没药各6克。

【用法】水煎服，每日1剂。

【功效】温经散寒，化痰祛瘀。

【主治】肩关节周围炎属风寒湿阻者，症见肩部窜痛，遇风寒痛剧，得温痛减，畏风恶寒，或肩部有沉重感，舌质淡、苔薄白或腻，脉弦滑或弦紧。

【方二】肩凝汤加味

【来源】民间验方

【组成】黄芪30克，川草乌各9克，当归30克，丹参30克，桂枝15克，透骨草30克，羌活18克，生地30克，香附15克，甘草6克。

【用法】水煎服，每日1剂，日服2次。

【功效】温经散寒，益气活血。

【主治】肩关节周围炎属寒凝血滞，兼有气虚者，症见肩部窜痛，遇风寒痛剧，得温痛减，或肩部有沉重感，劳累后加重，舌质淡或暗红，有瘀点、瘀斑，苔薄白或腻，脉弦滑或弦紧。

【方三】蠲痹解凝汤

【来源】民间验方

【组成】黄芪20克，葛根20克，山萸肉10克，伸筋草10克，桂枝10克，姜黄10克，三七5克，当归12克，防风12克，秦艽15克，甘草6克。

【用法】水煎加黄酒少许温服。每日1剂，日服3次。

【功效】补肾养肝，益气活血，祛风胜湿。

【主治】肩关节周围炎属肝肾亏虚，外邪内侵，气虚血瘀者，症见肩部酸痛，劳累后疼痛加重，伴眩晕头痛、耳鸣耳聋、失眠多梦、肢体麻木、面红目赤、舌暗红，有瘀点、瘀斑，少津，脉弦。

【方四】肩凝汤

【来源】民间验方

【组成】麻黄15克，桂枝15克，威灵仙15克，白芍25克，穿山龙30克，红花10克，甘草10克，生姜3片，大枣5枚。

【用法】水煎服，每日1剂，日服2次。

【功效】调和营卫，活血止痛。

【主治】肩关节周围炎属正气不足，营卫失和，感受外在的风寒湿邪，袭于经脉，留而不去而致者。

8.3　腰椎间盘突出症

腰椎间盘突出症是指由于某些原因造成纤维环破裂，髓核突出，压迫或刺激到神经根或硬膜囊产生的以腰痛及下肢放射痛为主要症状的病症。本病是临床上常见的腰腿痛疾患，好发于20～50岁青壮年，男性多于女性。大多数腰椎间盘突出发生在腰4到腰5或腰5到骶1之间，在腰3到腰4之间者较少。随着年龄的增长，椎间盘中髓核失去弹性，或急慢性损伤导致纤维环破裂而造成髓核突出。有些患者于受凉后发病，无明显外伤史，多由腰背肌肉痉挛所致。腰背痛可出现在腿痛之前、之后，或同时出现，多有坐骨神经痛。多为逐渐发生，开始疼痛为钝痛，逐渐加重，疼痛多呈放射痛，由臀部、大腿后外侧、小腿外侧至足跟部或足背。严重者可见跛行、下肢肌肉萎缩、肌力减弱。部分患者有会阴部痛觉消失，大小便功能障碍。检查见脊柱生理前凸变浅或变平甚至后凸。还可出现侧弯。腰椎间隙棘突旁有深压痛，并引起或加剧下肢放射痛。腰4到腰5椎间盘突出可致伸肌力及胫前肌，腓骨长、短肌肌力减退；小腿前外侧及足背皮肤痛觉减退；髌腱反射减退。腰5到骶1椎间盘突出，踝关节跖屈和立位单腿跷提足跟力量减弱；小腿后侧及足底小趾部痛觉减退；跟腱反射减退或消失，直腿抬高试验阳性。加强试验阳性。X线片示腰椎椎间隙变窄，前窄后宽与左右不等宽。腰椎管造影可较清楚地显示受压部位。腰椎CT可以看到腰椎与硬膜囊及神经根的横断面图像，因此对诊断有直接意义。本病治疗期间应注意保暖，避免重体力劳动，一般预后较好，但椎间盘突出较大，神经根压迫症状较重，病史较长者，可考虑手术治疗。

中医认为腰椎间盘突出症病位在腰，但病机要点在于经脉瘀，治疗则以蠲痹通络为根本。临床可分为瘀血内阻、寒湿痹阻、湿热内蕴、肝肾亏虚四型。（1）瘀血内阻型：症见腰腿痛如刺，痛有定处，日轻夜重，腿部僵硬，俯仰旋转受限，痛处拒按，舌质暗紫，或有瘀斑，脉弦紧或涩。治宜活血化瘀，通络止痛。（2）寒湿痹阻型：症见腰腿冷痛重着，转侧不利，静卧痛不减，受寒及阴雨加重，肢体发凉，舌质淡，苔白或腻，脉沉紧或濡缓。治宜散寒祛湿，温经通络。（3）湿热内蕴型：症见腰部疼痛，腿软无力，痛处伴有热感，遇热或雨天痛增，活动后痛减，恶热口渴，小便短赤，苔黄腻，脉濡数或弦数。治宜清热利湿、通络止痛。（4）肝肾亏虚型：症见腰酸痛，腿膝乏力，劳累更甚，卧则减轻。偏阳虚者面色皖白，手足不温，少气懒言，腰腿发凉，或有阳痿、早泄，妇女带下清稀，舌质淡，脉沉细；

偏阴虚者，咽干口渴，面色潮红、倦怠乏力、心烦失眠、多梦或有遗精、妇女带下色黄味臭，舌红、苔少，脉弦细数。治宜补益肝肾，蠲痹通络。

【方一】蝎蛇散

【来源】民间验方

【组成】蕲蛇或乌梢蛇10克，蜈蚣10克，全蝎10克。

【用法】烙干后研成粉，等分成8包。首日上下午各服1包，以后每日上午服1包，7日为1疗程。两疗程隔3～5天。

【功效】活血化瘀，通络止痛。

【主治】坐骨神经痛属瘀血内阻者，症见腰腿痛如刺，痛有定处，日轻夜重，腰部板硬，俯仰旋转受限，痛处拒按，舌质暗紫或有瘀斑，脉弦紧或涩。

【方二】独活寄生汤加减

【来源】《备急千金要方》

【组成】独活9克，寄生12克，杜仲12克，牛膝12克，威灵仙9克，细辛3克，防风6克，川芎12克，当归9克，甘草6克。

【用法】水煎服，日1剂。

【功效】温经散寒止痛。

【主治】坐骨神经痛属风寒痹阻者，症见腰腿冷痛，转侧不利，疼痛走移不定，恶风怕冷，阴雨加重，肢体不温，舌质淡、苔薄白，脉弦。

【方三】麻苡参甘汤

【来源】民间验方

【组成】麻黄10～15克，薏苡仁20～50克，党参15克，木通10～15克，甘草15克。

【用法】取上药加水800毫升同煎，先用武火煎沸后，改用文火续煎30分钟。每剂煎服2次，每日1剂。

【功效】祛风散寒，渗湿止痛。

【主治】坐骨神经痛属风寒痹阻型，症见腰腿冷痛，转侧不利，疼痛走移不定，恶风怕冷，阴雨加重，肢体不温，舌质淡、苔薄白，脉弦。

【方四】阳和汤

【来源】《外科证治全生集》

【组成】熟地30克，白芥子10克，鹿角胶15克，麻黄5克，肉桂、炮姜炭、生甘草各5克。

【用法】水煎服。配合牵引疗法。

【功效】温经散寒，蠲痹通络。

【主治】坐骨神经痛属寒湿痹阻者，症见腰腿冷痛重着，转侧不利，静卧痛不减，受寒及阴雨加重，肢体发凉，舌质淡、苔白或腻，脉沉紧或濡缓。

8.4 腰部劳损

腰部劳损通常是腰肌劳损、棘上和棘间韧带劳损、腰骶关节炎、骶髂关节炎、腰背肌筋膜炎等疾病的统称，是骨伤科常见病。本病多见于青壮年，病因较多，腰部外伤，伤后久延未愈，或长期劳累以及腰部先天畸形，如腰椎骨骶化、骶椎腰化、隐裂、游离棘突等，均可导致。临床症见腰部隐痛或酸痛，反复发作，遇劳易作，休息后减轻；或腰痛晨起俯仰欠利，稍行活动减轻；或喜暖畏寒，腰痛如折，有时疼痛可放射至臀部或大腿后外侧。脊柱一般无畸形，活动正常。腰肌劳损或腰背肌筋膜炎者，压痛点多在骶棘肌、髂嵴后部或骶骨后面腰背肌止点处；棘上或棘间韧带劳损时，压痛多在棘上或棘间。患者除抗“O”或血沉有时升高外，X线片可见腰椎及椎间盘退变，或骶髂关节退变、隐裂，或骶椎腰化及腰椎骶化等。本病多迁延难愈，严重者影响患者生活和工作。

中医认为本病多由劳逸不当，或急性外伤之后失于调治，引起腰背筋膜肌肉劳损；若汗出当风卧露寒凉，可致寒湿与劳损并病；若年老体弱，肝肾不足，筋骨失养，骨骼发育异常，则遇劳易损。临床可见寒湿痹阻、湿热内蕴、肝肾亏虚、瘀血蓄积四型。（1）寒湿痹阻型症见腰部冷痛重着，转侧不利，静卧不减，阴雨天加重，舌苔白腻，脉沉。治宜散寒祛湿，通络止痛。（2）湿热内蕴型症见痛而有热感，炎热或阴雨天气疼痛加重，活动后减轻，尿赤，舌苔黄腻，脉濡数。治宜清热利湿，通络止痛。（3）肝肾亏虚型症见腰部酸痛乏力，喜按喜揉，足膝无力，遇劳更甚，卧则减轻，常反复发作。偏阳虚者面色㿠白，手足不温，少气懒言，腰腿发凉，舌质淡，沉细；偏阴虚者心烦失眠，咽干口渴，面色潮红，倦怠乏力，舌红、苔少，脉弦细数。治宜补肾壮筋，活血止痛。（4）瘀血蓄积型症见腰痛如刺，痛有定处，轻则俯仰不便，重则因痛剧不能转侧，拒按，舌质紫暗，脉弦。治宜活血散瘀，通络止痛。

【方一】红花乌梢蛇酒

【来源】民间验方

【组成】红花15克，乌梢蛇1条，白酒1000克。

【用法】乌梢蛇活杀，去内脏，置瓶中，加红花、白酒，密封2个月，分次食用，每日2次，每次15～20克。

【功效】祛风寒，活血止痛。

【主治】腰痛属风寒湿痹阻者，症见腰部冷痛重着，转侧不利，静卧不减，阴雨天加重，舌苔白腻，脉沉。

【方二】首乌苡仁酒

【来源】民间验方

【组成】生薏苡仁120克，制首乌180克。

【组成】上药共浸泡于白酒中，蜡封瓶中，置阴凉处15天，去渣备用，早晚各1次，1次2酒盅。

【功效】散寒除湿，蠲痹通络。

【主治】腰痛属寒湿痹阻者，症见腰部冷痛重着，转侧不利，静卧不减，阴雨天加重，舌苔白腻，脉沉。

【方三】大黄白芷汤

【来源】民间验方

【组成】熟大黄10克，白芷10克，肉桂10克。

【用法】用白酒500毫升泡1天，1次服10毫升，1日2次。

【功效】清热利湿，活血化瘀。

【主治】损伤后腰痛属湿热内蕴者，症见腰痛而有热感，炎热或阴雨天气疼痛加重，活动后减轻，尿赤，舌苔黄腻，脉濡数。

【方四】茯苓酒

【来源】食疗方

【组成】茯苓50克，白酒500克。

【用法】茯苓洗净，置瓶中，加白酒，密封3周，分次饮服，每日2次，每次10～20克。

【功效】清热利湿。

【主治】腰痛属湿热内蕴者，症见腰部疼痛，伴发热，舌苔黄腻者。

【方五】杜仲狗脊汤

【来源】食疗药膳

【组成】杜仲20克，狗脊15克，黄精15克，鸡血藤30克，猪骶骨1具。

【用法】久煎，调味饮汤吃肉。每日1次，连服10天为1疗程。

【功效】补益肝肾，壮腰通络。

【主治】腰痛属肝肾两虚者，症见腰痛、阴雨天受凉或劳累后加重，喜暖畏寒、重着乏力、不能直立、活动欠佳，苔白滑、脉弦细。

8.5　骨折

骨的完整性破坏或连续性中断，称为骨折。

骨折临床表现分为两类，全身情况：轻微骨折可无全身症状。一般骨折，由于瘀血停聚，积瘀化热，常有发热（体温约38.5℃），5～7天后体温逐渐降至正常，无恶寒或寒战，可兼有口渴、口苦、心烦、尿赤便秘、夜寐不安等症状，脉浮数或弦紧，舌质红、苔黄厚腻。如合并外伤性休克和内脏损伤，还有相应的表现。局部表现分为两类，一是特有体征：畸形、异常活动、骨擦音或骨擦感。二是其他表现：局部疼痛与压痛、局部肿胀与瘀斑、功能障碍。畸形、骨擦音和异常活动这三种特征只要有其中一种出现，即可在临床上初步诊断为骨折。X线检查对于了解骨折的具体情况有重要参考价值。

治疗骨折外用药：初期：以活血化瘀、消肿止痛类的药膏为主；中期：以接骨续筋类药膏为主；后期：因骨已接续，可用舒筋活络类膏药外贴，如断端在关节附近，为防止关节强直、筋脉拘挛，可外用熏洗、熨药及伤药水揉擦，配合功能锻炼，达到活血散瘀、舒筋活络，迅速恢复功能的目的。

【方一】加味如意金黄散

【出处】《中医外治杂志》

【组成】天花粉10克，黄柏5克，姜黄5克，生大黄5克，白芷5克，厚朴2克，陈皮2克，苍术2克，天南星2克，冰片1克，蜂蜜适量。

【功用】活血化瘀，消肿止痛。

【主治】骨折早期。

【方解】方用白芷、陈皮、厚朴、苍术、天南星、黄柏利湿化痰，理气通滞；天花粉、生大黄、冰片、姜黄解毒凉血，化瘀止痛；用蜂蜜取其黏性及止痛解毒功效起到保护皮肤的作用。

【用法】按上方组成及比例，共研细末过筛，装密闭瓶备用。取上药末适量，加蜂蜜调成糊状，摊于纱布上，厚约2毫米，包敷在损伤四周；骨折经手法复位后敷药，同时小夹板固定；侧副韧带损伤敷药后以相应的石膏外固定；髓关节滑膜炎敷药后以皮牵引制动，每隔24小时换药1次，检查局部情况。

【方二】复方熊胆软膏

【出处】《中药材》

【组成】熊胆粉1克，冰片0.5克，尼泊金乙酯0.1克，液体石蜡适量，凡士林适量。

【功用】消肿。

【主治】骨折早期。

【用法】制成软膏100克。用适量药膏，均匀涂于肿胀部位的皮肤表面，每日3～4次。骨折后24小时开始使用，至肿胀消失停止。

【方三】马钱乳香散

【出处】《山东省中医验方·第一辑》

【组成】生马钱子9克，乳香9克，没药9克，生甘草9克。

【主治】适用于骨折早期。

【用法】共为细末，将折骨整好，药面用凉烧酒调敷伤处后用布包好。

【注意事项】此药含有毒质，只宜外敷，不能内服。

【方四】接骨四黄膏

【出处】《浙江中医》

【组成】接骨草6份，大黄1份，黄柏1份，黄连1份，黄芩1份。

【主治】新鲜骨折或陈旧性骨折。

【用法】共研为细末，加等量的香油和凡士林，灼火煎至膏状，凉后敷于骨折部位，2～4日换药一次。骨折按常规整复固定。

【疗效】治疗闭合性骨折，其中新鲜骨折211例，陈旧性骨折20例，平均消肿时间为5.5天。临床愈合时间26天，骨折愈合时间36.5天。

【方五】乌蔹莓方

【出处】《中医外治法奇方妙药》

【组成】乌蔹莓根100克。

【主治】各类骨折，尤适用于骨折早期。

【用法】将上药研成细末，倒入适量沸水，搅拌成糊状，再加入少量酒精调匀，备用。将上药摊于纱布上，并包扎在已经复位好的骨折患处，用绷带夹板固定好。每星期换药1次。

【疗效】一般1～2星期肿胀消退，4～5星期能恢复功能。

【方六】消肿散

【出处】《林如高正骨经验》

【组成】黄柏60克，侧柏叶150克，透骨草90克，穿山龙90克，骨碎补90克，芙蓉叶90克，天花粉90克，煅石膏200克，楠香180克，川黄连60克，紫荆皮90克，菊花叶60克。

【功用】活血化瘀，消肿止痛。

【主治】骨折、脱位、伤筋初期，局部灼热肿痛。

【用法】共研成细末，用蜜水各半，调拌成糊状。每日敷贴1次，每次8小时。

【方七】消毒散

【出处】《林如高骨伤验方歌诀方解》

【组成】木香60克，乳香45克，楠香210克，蒲黄60克，大黄90克，黄芩90克，黄柏120克，金银花120克，白芷120克，没药45克，天花粉120克。

【功用】清热消肿，化瘀定痛。

【主治】治疗骨折和脱位中后期。

【方解】骨折和脱位中、后期，骨和关节虽续连而未牢固，瘀肿虽退而未净，而且由于积瘀化热，故应予以清热、消肿、化瘀、定痛。消毒散符合上述治疗要求，方中大黄、黄芩、黄柏、金银花清热燥湿，泻火解毒；乳香、没药、蒲黄活血祛瘀；木香、楠香、白芷散肌肤间郁热，活泼气机；天花粉性微苦寒，清热生津。故本散外用有清热、消毒之功。

【用法】上药研成粉末，用茶水调拌成糊状，外敷患处，每日敷1次，每次8小时。

【方八】接骨散

【出处】《林如高骨伤验方歌诀方解》

【组成】当归30克，没药60克，续断90克，穿山龙60克，骨碎补90克，透骨草60克，煅狗骨（焙灰）120克，接骨仙桃草30克，沉香30克，乳香60克，楠香240克，煅自然铜90克，地鳖虫30克，螃蟹（焙灰）90克。

【功用】温经行血、接骨续筋。

【主治】骨折中、后期或骨折延迟愈合者。

【方解】骨折中、后期由于气血不足而发生骨折延迟愈合，甚至骨不连接者，应予以温经行血、接骨续筋。本方用当归、乳香、没药、煅自然铜、地鳖虫、螃蟹灰、接骨仙桃草活血散瘀止痛，沉香、楠香理气舒筋消肿，骨碎补、续断、煅狗骨强筋壮骨，穿山龙、透骨草祛风除湿。本散外用后，既活血又续骨，故能促进骨痂形成，使骨折早日愈合。

【用法】共研成细末，酒水各半，调拌成糊状，备用。每日敷1次，每次6小时。

【方九】骨科外洗1方

【出处】《外伤科学》

【组成】宽筋藤30克，钩藤30克，金银花藤30克，王不留行30克，刘寄奴15克，防风15克，大黄15克，荆芥10克。

【功用】活血通络，舒筋止痛。

【主治】治疗骨折及软组织损伤中、后期，筋肉拘挛，关节功能欠佳，酸痛麻木，或骨科手术后已能解除外固定进行功能锻炼者，以及外感风湿作痛。

【用法】上药煎水熏洗，肢体可直接浸泡，躯干可用热毛巾敷擦。

第9章 常见病的治疗方法

9.1 感冒

感冒一般称为“伤风”或“冒风”，是由病毒引起的常见的呼吸道传染病。中医认为，本病系感受六淫之邪，机体卫外功能减弱，邪犯肺卫，卫表不和而引起。

本病的潜伏期为一天左右，起病较急，开始病变局限于鼻咽部，以后可向下发展，影响到喉部、气管、支气管。其临床表现主要为鼻塞、流涕、喷嚏、咳嗽、咽部不适、头痛、恶寒、发热、全身不适等。

由于感受的外邪不同，以及体质强弱的差异，感冒又有风寒、风热、暑湿，以及气虚、血虚、阴虚、阳虚外感等不同证候，临证时应详加区别。

对本病的治疗，应根据外邪的不同性质，以驱除外邪为主。风寒感冒宜辛温解表；风热感冒宜辛凉解表；暑湿感冒宜清暑祛湿；体虚感冒，又当根据气虚、血、阴、阳亏损的不同情况，分别予以益气、养血、滋阴、助阳、解表等方法，不可专行发散或扶正。

感冒病情虽较轻，但发病率高，且易反复感染，影响工作和学习，故应积极预防。平时应注意锻炼身体，增强体质，冬春季节天气变化时，应及时增减衣服等。

【方一】

【出处】民间验方

【组成】苏叶15克，防风15克，苍耳子15克，白芷15克，白芍15克，枇杷叶15克，蝉蜕9克。

【功用】疏风利肺，调和营卫。

【主治】伤风引起的感冒。多见于冬季，症见恶风，自汗，鼻鸣，干呕，脉浮缓。

【用法】水煎，及时服用。

【按语】重症者，改用桂枝15克，白芍12克，甘草9克，生姜3片，大枣5枚。

【方二】

【出处】民间验方

【组成】葱白连须3根，淡豆豉15克，生姜3片。

【功用】辛温解表。

【主治】风寒引起的感冒。多见于寒冷季节，或四季中气候骤冷，感冒初始。症见恶寒甚，发热轻微，无汗，涕清，喉痒，痰清稀，尿清长，苔白薄，脉浮紧。

【用法】水煎，及时服用。服后可加被取暖，使微出汗即可。

【按语】重症者，改用麻黄12克，杏仁12克，桂枝12克，甘草6克；兼咳者，可改用紫苏叶15克，杏仁12克，法半夏12克，茯苓15克，前胡12克，桔梗12克，枳壳12克，陈皮12克，生姜3片，大枣4枚，甘草6克。

【方三】

【出处】民间验方

【组成】金银花15克，连翘15克，薄荷12克，荆芥12克，牛蒡子

15克，板蓝根15克，桔梗12克，淡竹叶12克，芦根15克。

【功用】辛凉解表。

【主治】风热引起的感冒。多见于春季，或四时中非时之暖，或感冒后期。症见发热微恶风，汗泄不畅，涕浊，痰稠，口干或渴，咽痛，尿黄，苔白黄，脉浮数。

【用法】水煎，及时服，或1日分3次服用。

【按语】症减兼咳者，改用桑叶15克，菊花12克，杏仁12克，连翘15克，薄荷6克，桔梗12克，芦根20克，甘草9克；症见热甚烦渴者，加石膏30克，黄芩15克；症重而兼有痰喘者，改用麻黄12克，杏仁12克，石膏30克，射干15克，甘草10克。

【方四】

【出处】民间验方

【组成】荆芥15克，防风15克，羌活15克，独活15克，柴胡10克，前胡15克，川芎12克，桔梗12克，枳壳12克，茯苓15克，甘草9克。

【功用】疏风祛湿。

【主治】感冒挟湿。多见于梅雨湿甚季节，或淋雨、涉水、坐卧湿地后起病。症见身热不扬，汗出黏手，头胀如裹，骨节酸痛甚，胸痞，舌苔白腻，脉濡。

【用法】水煎，分3次服，1日1剂。

【按语】头身重痛甚者，改用羌活15克，防风12克，川芎12克，藁本12克，蔓荆子12克，独活12克，甘草9克。

【方五】

【出处】民间验方

【组成】金银花15克，连翘15克，香薷15克，厚朴15克，白扁豆15克，藿香15克，荷叶12克，佩兰12克，滑石20克，黄连10克，甘草

9克。

【功用】清解暑邪，芳香化湿。

【主治】感冒挟暑。多见于夏季，症见恶寒无汗，或身热，汗出不解，头身痛，脘痞闷，尿短黄，舌苔黄腻，脉濡数。

【用法】水煎，分3次服，1日1剂。

【按语】咽、结膜红肿者，去扁豆、厚朴，加板蓝根15克，大青叶15克，木贼12克；流涎、上腭疱疹或溃疡者，去香薷，加防风12克，石膏20克。

【方六】

【出处】民间验方

【组成】玉竹15克，葱白5根，白薇15克，淡豆豉15克，葛根15克，桔梗12克，薄荷12克，甘草10克。

【功用】滋阴解表。

【主治】阴（血）虚感冒。症见头晕，身热，微恶风寒，无汗或汗出不多，口渴，咽干，或手足心热，脉细数无力。

【用法】水煎，分3次服，1日1剂。

【按语】如阴虚甚者，加麦冬15克，生地15克；血虚甚者，加当归15克，白芍15克。

【方七】

【出处】民间验方

【组成】柴胡12克，黄芩15克，羌活12克，葛根15克，桔梗12克，白芷12克，白芍12克，石膏30克，大青叶（或板蓝根）15克，连翘15克，甘草10克。

【功用】解表清里。

【主治】时行感冒（流感）。症见突然发热恶寒，或高热寒战，头痛，全身骨节酸痛，目胀眼赤，软弱无力，而鼻塞、流涕、咳嗽等症反较轻，在咳吐黏液痰中或带血丝，苔白，脉浮数。

【用法】水煎，分3次服，1日1剂。

【按语】若初起恶寒甚者，去石膏；继之里热甚者，去羌活、柴胡，加青蒿15克，地龙10克；昏迷者，加服清心牛黄丸；痰中带血者，去柴胡、桔梗，加牡丹皮15克，栀子15克，青黛10克；呕吐腹泻者，加藿香15克，厚朴15克，建曲15克；伴气喘者，可按肺炎治疗。

9.2 咳嗽

咳嗽是肺系疾病的主要证候之一。感冒、急慢性支气管炎、支气管扩张、支气管哮喘、肺炎、肺结核等疾病均可发生咳嗽，其他脏腑有病影响到肺时也可引起咳嗽。

咳嗽一症，首当鉴别其为外感咳嗽还是内伤咳嗽。一般说来，外感咳嗽多有明显的致病原因，起病较急，病程较短，其特点为必兼表证，多属实证，治宜疏散外邪，宣通肺气为主；内伤咳嗽常无明显诱因，起病缓慢，病程较长，特别是肺阴虚和肾阳虚咳嗽，多久而不愈，或反复发作，此以虚证为多，治宜调理脏腑功能为主。

咳嗽之辨证，要抓住咳嗽的特点，如咳嗽白天甚者常为热、为燥，夜间甚者多为肾虚、脾虚或痰湿。辨痰方面，痰清稀者属寒属湿，黏稠者属热属燥；痰色白属风、寒、湿，色黄属热；痰多者属痰湿、脾肾虚，痰少者多为风寒束表或阴虚等，燥咳痰少难出，甚至无痰。

不论是外感咳嗽或是内伤咳嗽，均可因肺气不利而滋生痰液，故治咳时应佐以化痰药。此外，咳嗽还应注意以下几点：（1）咳嗽初期应以宣通肺气为主，一般不宜使用收敛性止咳药，以免“闭门留寇”，而咳嗽日久，损伤肺气，可酌加敛肺收涩之品，如五味子等；（2）因咳嗽除直接与肺有关外，常与肝、脾、肾等互相联系，故宜选用相宜的药物，作适当的配伍；（3）在药物治疗的同时，还应注意患者饮食起居的调节，如防寒、戒烟、戒酒，不宜食用肥、甘、辛辣及过寒的饮食，应参加适当的体育锻炼，以提高机体抗病能力，从而达到早期治愈或根治的目的。

在中医辨证时，又有风寒束表、风热袭肺、燥邪伤肺、暑湿、肺热、肺燥、痰湿、脾虚、肺气虚、肺阴虚、肾阳虚、肝火犯肺等引起咳嗽的区别。

【方一】

【出处】民间验方

【组成】紫苏叶12克，法半夏12克，茯苓15克，前胡12克，桔梗12克，枳壳9克，甘草6克，生姜3片，大枣5枚。

【功用】疏风散寒，宣肺止咳。

【主治】风寒束表引起的咳嗽。症见咳嗽，鼻塞流清涕，喉痒身重，痰稀色白，头痛发热，恶寒或恶风，骨节酸痛，舌苔薄白，脉浮紧或者浮缓。

【用法】水煎，分3次服，1日1剂。

【方二】

【出处】民间验方

【组成】桑叶12克，菊花9克，杏仁9克，连翘12克，桔梗9克，薄荷6克，芦根18克，甘草6克。

【功用】疏风解热，宣肺止咳。

【主治】风热袭肺引起的咳嗽。症见咳嗽不爽，痰黄或黄白而稠，口干，咽痛，头痛，鼻塞，身热恶风有汗，或微恶风寒，舌苔薄黄，脉浮数。

【用法】水煎，分3次服，1日1剂。

【方三】

【出处】民间验方

【组成】桑叶9克，沙参15克，杏仁9克，浙贝母12克，淡豆豉6克，栀子皮6克，梨皮12克。

【功用】宣肺润燥。

【主治】燥邪伤肺引起的咳嗽。症见咳嗽，痰少黏稠难出，或痰中带血丝，或干咳无痰，咳甚则胸痛，鼻燥咽干，或咽喉痒痛，形寒身热，舌尖红，苔黄，脉浮数或细数。

【用法】水煎，分3次服，1日1剂。

【方四】

【出处】民间验方

【组成】①香薷12克，白扁豆12克，厚朴9克，法半夏12克，生姜12克，人参6克，陈皮12克，香附9克，竹沥12克，益智仁9克，乌梅9克；②鲜荷叶12克，鲜金银花12克，西瓜翠衣15克，鲜扁豆花12克，鲜竹叶心12克，丝瓜皮12克。

【功用】清暑宣肺，化湿和脾。

【主治】暑湿引起的咳嗽。症见咳嗽，痰多而黏稠，胸闷身热，汗多不解，头胀，口渴不多饮，心烦面赤，溲短而黄，舌质红，苔薄黄，脉濡数。

【用法】水煎，分3次服，1日1剂。若暑多于湿，则咳声清高，身热面赤，心烦，舌红，脉细数，治宜清解暑热，可选用方②。

【方五】

【出处】民间验方

【组成】地骨皮15克，炒桑白皮15克，甘草3克，瓜蒌皮12克，青蒿12克。

【功用】清肺化痰。

【主治】肺热引起的咳嗽。症见咳而气喘，痰黄稠，甚或痰中带血，口鼻气热，口苦咽干，或觉咽痛，或胸痛胸闷，舌苔黄，脉弦数。

【用法】水煎，分3次服，1日1剂。

【方六】

【出处】民间验方

【组成】桑叶12克，石膏20克，人参5克，甘草3克，炒胡麻仁5克，阿胶3克，麦冬9克，杏仁6克，枇杷叶5克。

【功用】清热润燥，生津止咳。

【主治】肺燥引起的咳嗽。症见干咳无痰，咳引胸痛，声音嘶哑，鼻燥咽干，舌质红，苔薄而干，脉略细数。

【用法】水煎，分3次服，1日1剂。

【方七】

【出处】民间验方

【组成】①法半夏10克，陈皮10克，白茯苓6克，炙甘草3克，厚朴6克，苍术9克，生姜7片，大枣2枚；②法半夏9克，黄连3克，全瓜蒌25克，苇茎30克，薏苡仁30克，冬瓜仁24克，桃仁9克；③麻黄9克，白芍12克，细辛6克，干姜3克，炙甘草6克，桂枝9克，五味子12克，法半夏9克。

【功用】健脾燥湿，化痰止咳。

【主治】痰饮引起的咳嗽。症见咳嗽，痰多色白，日出即咳止，伴胸脘胀闷，饮食减少，或有恶心呕吐，或见面肿，舌苔白腻，脉濡滑。

【用法】水煎，分3次服，1日1剂。

【按语】若痰湿蕴结化热，见痰黄稠，苔黄腻，脉滑数等，治以清热化痰，可选用方②。若素有痰饮或水汽内蓄，兼受寒邪，形成寒的内停，或兼外邪未净之咳嗽，而见咯白色清稀痰，胸膈满闷，甚则呕逆形寒等，治以温肺化饮，可选用方③。

【方八】

【出处】民间验方

【组成】人参6克，白术12克，茯苓12克，炙甘草6克，法半夏9克，陈皮9克，生姜3片，大枣3枚。

【功用】健脾益气，燥湿化痰。

【主治】脾虚引起的咳嗽。症见咳嗽，痰多色白易咳出，面白微肿，少气体倦，怕冷，胃脘部闷胀，食欲不振，口淡，舌苔薄白，脉细。

【用法】水煎，分3次服，1日1剂。

【方九】

【出处】民间验方

【组成】人参6克，黄芪30克，熟地15克，五味子12克，紫菀9克，桑白皮9克，防风6克，白术15克，生姜3片。

【功用】补肺益气。

【主治】肺气虚引起的咳嗽。症见咳嗽，气短，痰稀清薄，面色白亮而无神，动辄汗出，易感外邪，舌质淡嫩，苔薄白，脉虚无力。

【用法】水煎，分3次服，1日1剂。

【方十】

【出处】民间验方

【组成】①沙参12克，玉竹9克，生甘草6克，桑叶6克，生扁豆6克，天花粉6克，麦冬9克；②熟地9克，生地9克，麦冬5克，玄参5克，桔梗5克，百合6克，白芍5克，当归5克，浙贝母5克，生甘草5克。

【功用】养阴止咳。

【主治】肺阴虚引起的咳嗽。症见久咳不止，潮热，盗汗，少气，胸部隐痛，舌质红，少苔，脉细数。

【用法】水煎，分3次服，1日1剂。

【按语】阴虚火旺，痰中带血丝者，宜养阴清热，润肺止咳，可选用方②。

9.3 口臭

口臭是指口中出气秽臭，自觉或他人所觉而言。现代医学中的口臭常见于口齿和咽喉疾病，也可见于胃肠疾病、某些传染病，以及肿瘤等。

口臭的局部原因主要是食物残渣停积于口内齿缝间腐败发臭，或口腔黏膜、龈肉溃腐，或肿物坏死，脓液溢出等。

中医学认为，口臭多因脏腑积热所致，或湿热，或食积，或痰浊，皆为实证。临床辨证时，胃热上蒸口臭，以口渴饮冷、口舌生疮、便秘溲黄、苔黄为主症；肠胃食积口臭，根据伤食病史以及干噫食臭、吞酸嗳腐、脘腹胀满、舌苔腐腻等可资鉴别；痰热壅肺口臭，以咳唾腥臭痰、胸满胸痛为主症。除以上内治外，还可用含药或擦药等方法辅助治疗。

【方一】

【出处】民间验方

【组成】石膏30克，黄芩12克，黄连12克，生地黄20克，牡丹皮12克，升麻9克，青蒿12克，甘草6克。

【功用】清胃泄热。

【主治】胃气上蒸引起的口臭。症见口臭口渴饮冷，口唇红赤，口舌生疮糜烂，或牙龈赤烂肿痛，溲赤便秘，舌质红，苔黄，脉数有力。

【用法】水煎，分3次服，1日1剂。

【方二】

【出处】民间验方

【组成】苇茎30克，薏苡仁30克，冬瓜仁24克，桃仁9克，地骨皮12克，桑白皮12克，甘草6克。

【功用】清肺化痰辟浊。

【主治】痰热壅肺引起的口臭。症见口气腥臭，兼胸痛胸满，咳嗽吐浊，或咳吐脓血，咽干口苦舌燥，不欲饮水，舌苔黄腻，脉象滑数。

【用法】水煎，分3次服，1日1剂。

【方三】

【出处】民间验方

【组成】山楂18克，神曲6克，法半夏9克，茯苓9克，陈皮3克，连翘3克，莱菔子3克。

【功用】消积导滞。

【主治】肠胃食积引起的口臭。症见口中酸臭，脘腹胀满，嗳气频作，不思饮食，大便或秘或利，矢气臭秽，舌苔厚腻或腐腻，脉象弦滑。

【**用法**】水煎，分3次服，1日1剂。或共研细粉，炼蜜为10克丸，1日3次，饭后用温开水送服1丸。

9.4 脱发

脱发即头发过量脱落。如果平均每天脱发超过100根，持续2～3个月视为脱发。脱发固然与现代快速、紧张的生活和工作节奏，以及激烈的社会竞争所带来的精神压力造成神经系统功能紊乱和免疫反应性疾病有关，同时不能忽视身体某些疾病带来的变化。

中医称脱发为“发堕”“油风”。中医理论认为，肾为先天之本，其华在发。因此头发的生长与脱落过程反映了肾中精气的盛衰。肾气盛的人头发茂密、有光泽，肾气不足的人头发易脱落、干枯、变白。头发的生长与脱落、润泽与枯槁除了与肾中精气的盛衰有关外，还与人体气血的盛衰有着密切的关系。老年人由于体内气血不足、肾精亏虚，常出现脱发的现象，这是人体生、长、壮、老的客观规律。而年轻人脱发不仅影响整体形象，还可能是体内发生肾虚、血虚的一个信号。此时，必须进行治疗。在中医辨证时，又有血热生风、阴虚血亏、气血两亏、瘀血阻滞引起脱发的区别。

斑秃属于脱发的一种，特点是头发呈片状脱落，民间俗称“鬼剃头”，中医认为是血虚生风，发失滋荣所致。治疗时一般采用外治，其基本原则是刺激局部头皮充血，促进毛发生长。

【方一】桑葚乌发粥

【**出处**】民间验方

【**组成**】桑葚、黑芝麻各60克，大米100克，白糖20克。

【制法】大米淘洗干净，用清水浸泡30分钟；桑葚洗净；芝麻研磨成细粉；大米放在砂锅内，加入桑葚、芝麻粉，加清水，大火煮沸转小火煨成粥，加入白糖调味即可。

【功用】滋阴养血，乌发泽肤，补气益肺，延年益寿。

【方二】生发黑豆

【出处】民间验方

【组成】黑豆500克，盐适量。

【制法】将黑豆洗净，用清水浸泡4小时；砂锅洗净，加入水和黑豆，大火煮沸后转小火熬煮，至水浸豆粒饱胀为度；取出黑豆，加适量盐，密封储于瓷瓶内。

【功用】生发护发。

【方三】

【出处】民间验方

【组成】当归15克，黑芝麻15克，女贞子15克，旱莲草12克，桑葚子15克，侧柏叶12克，生地黄15克，牡丹皮12克。

【功用】凉血清热消风。

【主治】血热生风引起的脱发。症见头发突然成片脱落，头皮光亮，局部微痒，一般无全身症状，或见心烦口渴，便秘溲黄，舌红，苔薄黄，脉弦滑数。

【用法】水煎，分3次服，1日1剂。

【方四】

【出处】民间验方

【组成】当归15克，川芎9克，白芍15克，天麻12克，羌活9克，熟地黄15克，木瓜9克，菟丝子12克。

【功用】滋补肝肾，养血祛风。

【主治】阴血亏虚引起的脱发。症见头发油亮屑多，经常脱落，日久头顶或两额角处逐渐稀疏，头痒，或兼有耳鸣，腰酸肢乏，舌红，苔少，脉细数。

【用法】水煎，分3次服，1日1剂。

【方五】

【出处】民间验方

【组成】潞党参15克，黄芪15克，茯苓15克，白术12克，甘草12克，熟地黄15克，当归15克，白芍15克，肉桂6克，五味子12克，远志9克，陈皮12克，生姜9克，大枣15克。

【功用】补气血。

【主治】气血两虚引起的脱发。症见头发细软干燥少华，呈均匀脱落，日渐稀疏，少气乏力，语声低微，面色苍白，心悸怔忡，肢体麻木，舌质淡，苔少，脉细弱。

【用法】水煎，分3次服，1日1剂。或共研细末，炼蜜为10克丸，每次1丸，1日3次服。

【方六】

【出处】民间验方

【组成】赤芍15克，川芎9克，桃仁12克，红花9克，老葱3根，生姜12克，大枣7枚，麝香0.1克。

【功用】活血化瘀。

【主治】瘀血阻滞引起的脱发。症见头发部分或全部脱落，或须眉俱落，日久不长，常有头痛，口渴欲饮不欲咽，面色晦暗，口唇红紫，舌质黯兼有瘀斑，脉细涩。

【用法】水煎，分3次服，1日1剂。

9.5 哮喘

哮喘，又称哮，以呼吸急促，喉中哮鸣如哨鸣音为临床常见症状。

现代医学中的支气管哮喘、慢性喘息性支气管炎、肺炎、肺气肿、肺结核等病在发生呼吸困难时，均能出现哮喘。哮证有冷哮、热哮的区别，喘证有实喘、虚喘之不同。究其病因，前者多为体内伏痰，遇诱因而发，后者多为外感六淫，内伤饮食、情志，以及久病体虚，致气机升降失常所致。

哮喘是发作性疾患，其发作时应严格地辨证治疗，发作后正气必虚，症状缓解后应予以扶正。可从脾、肾二脏着手调治，根据“脾为后天之本”“肾为先天之本”的理论，予以健脾、补肾，并兼顾宣肺。此外，还应注意饮食起居，如慎风寒、戒烟酒，避免各种不良刺激，以及加强适当的体育锻炼等，提高机体抗病能力。

【方一】

【出处】民间验方

【组成】麻黄6克，白芍9克，干姜3克，细辛6克，炙甘草6克，桂枝6克，五味子9克，法半夏9克。

【功用】温肺散寒，化痰止哮。

【主治】寒痰阻肺引起的哮喘。证属冷哮范畴，遇寒而发，常表现为呼吸急促，喉中哮鸣，胸膈满闷，痰白而黏，或清稀多沫，面色晦滞而青，口不渴，或渴喜热饮，舌苔白滑，脉浮紧，或兼见恶寒，发热，无汗，头痛身痛等表证。

【用法】水煎，分3次服，1日1剂。

【方二】

【出处】民间验方

【组成】麻黄9克，石膏30克，生姜9克，甘草5克，大枣5枚。

【功用】宣肺清热，化痰止哮。

【主治】热痰阻肺引起的哮喘。证属热哮范畴，遇热而发，呼吸急促，喉中哮鸣，声高气粗，烦闷不安，痰黄稠黏，咳嗽不爽，面红自汗，口渴欲饮，舌质红，苔黄腻，脉滑数。或兼见发热，微恶风寒，头痛等表证。

【用法】水煎，分3次服，1日1剂。

【方三】

【出处】民间验方

【组成】炒白果仁20克，麻黄9克，苏子6克，甘草3克，款冬花9克，杏仁6克，桑白皮10克，黄芩5克，法半夏9克。

【功用】散寒清热，宣肺化痰。

【主治】寒热错杂引起的哮喘。症见呼吸急促，喉中哮鸣，痰黄稠黏，或白黏难咳，胸闷心烦，兼见恶寒发热，无汗，头身疼痛，舌苔黄白，脉浮紧而数。

【用法】水煎，分3次服，1日1剂。

【方四】

【出处】民间验方

【组成】生地黄24克，山药12克，山茱萸12克，泽泻9克，牡丹皮9克，茯苓9克，桂枝3克，炮附片3克，白芥子9克，紫苏子9克，莱菔子9克，生姜5片。

【功用】温阳益气，降气化痰。

【主治】阳虚痰阻引起的哮喘。证属冷哮范畴，呼吸急促，喉中哮鸣，气短难续，动则尤甚，面白汗出，形寒肢冷，舌质淡白胖嫩，或淡紫，脉沉弱无力。

【用法】水煎，分3次服，1日1剂。

【方五】

【出处】民间验方

【组成】麦冬15克，法半夏12克，人参6克，甘草6克，粳米15克，大枣4枚。

【功用】养阴清热，降气化痰。

【主治】阴虚痰阻引起的哮喘。证亦属热哮范畴，呼吸急促，喉中哮鸣，痰黏而少，形瘦咽干，虚烦盗汗，舌红少津，苔薄黄，脉细数。

【用法】水煎，分3次服，1日1剂。

9.6 贫血

在一定容积的循环血液内红细胞计数、血红蛋白量以及红细胞压积均低于正常标准者称为贫血。其中以血红蛋白最为重要，成年男性低于120g/L（12.0g/dL），成年女性低于110g/L（11.0g/dL），一般可认为贫血。贫血是临床最常见的表现之一，然而它不是一种独立疾病，可能是一种基础的，有时是较复杂疾病的重要临床表现。一旦发现贫血，必须查明其发生原因。

中医学中没有贫血的名称，但从患者临床所呈现的证候，如面色苍白、身倦无力、心悸、气短、眩晕、精神不振、脉见细象等，则相似于“血虚”“阴虚”诸疾。一般可将贫血划入“血虚”或“虚劳亡血”的范畴。

【方一】海参猪骨大枣汤

【出处】《广西中医药》

【组成】海参（干品）50克，猪骨10只，大枣200克。

【功用】补益气血。

【主治】再生障碍性贫血。

【方解】海参益气养血，猪骨补髓生血，大枣健脾养血，共收补益气血之功。

【药理】现代药理研究发现，海参的活性成分具有抗凝血、抗肿瘤、增加免疫力及抗病毒等作用，猪骨、大枣能促进造血机能。

【用法】每天1剂，10天为一疗程，每个疗程间隔2～4天。

【方二】野菊猪肉汤

【出处】《辽宁中医杂志》

【组成】野菊根茎30克，鲜精猪肉30克。

【功用】清热养血。

【主治】再生障碍性贫血。

【方解】野菊根茎清热，鲜精猪肉补气养血，共收清热养血之功。

【药理】现代药理研究发现，野菊花煎剂对多种致病菌有抑制作用，精猪肉含有丰富的蛋白质。

【用法】药同煎煮，去渣。

【方三】参芪仙补汤

【出处】《中医杂志》

【组成】人参6克，黄芪24克，补骨脂15克，仙鹤草24克。

【功用】益气养血。

【主治】慢性再生障碍性贫血。

【方解】参芪益气健脾，补骨脂、仙鹤草补肾养血，共收益气养血之功。

【药理】现代药理研究发现，参芪仙补汤具有促进机体造血功能，提高人体免疫力的作用。

【用法】水煎服，日1剂。

【方四】芪附汤

【出处】《辽宁中医杂志》

【组成】炙黄芪12克，黑附块9克，淫羊藿12克，仙茅12克，菟丝子12克，肉桂45克（分两次后入），仙鹤草30克，旱莲草12克，炙甘草9克，盐水炒牛膝12克，乌鸡白凤丸1粒（每日3次）。

【功用】温补脾肾。

【主治】再生障碍性贫血脾肾阳虚者。

【方解】黄芪、附子、淫羊藿、仙茅、菟丝子、肉桂温补脾肾，仙鹤草、旱莲草滋补肾阴，牛膝补肾活血，乌鸡白凤丸补气养血，共收温补脾肾，化生气血之功。

【药理】现代药理研究发现，芪附汤具有类肾上腺皮质激素样作用，能增强机体免疫功能。乌鸡白凤丸具有明确的补血、补肾、抗炎、抗疲劳及耐高、低温，耐缺氧的作用。

【用法】水煎服，日1剂，分3次冲服乌鸡白凤丸。

【按语】此为吴圣农主任医师验方。

9.7 中暑

中暑是指在高温和热辐射的长时间作用下，机体体温调节障碍，水、电解质代谢紊乱及神经系统功能损害症状的总称。它表现为骤然高热、出汗、神昏、嗜睡，甚则躁扰抽搐。

中暑属于“暑证”范畴。患颅脑疾病的病人、老弱及产妇耐热能力差者，尤易发生中暑。

【方一】绿豆汤

【出处】流传于民间或医界

【组成】绿豆适量。

【功用】清热解暑。

【主治】中暑。

【方解】本方重用绿豆煎汤清热解毒利尿，以收防暑祛暑功效。

【药理】现代药理研究发现，绿豆汤具有解暑利尿之功。

【用法】水煎汤服。

【方二】芳化汤

【出处】《新编单方验方大全》

【组成】葛根、白芍、泽泻、鲜藿香、佩兰各12克，黄芩、广木香各9克，黄连6克。

【功用】清暑化湿。

【主治】中暑高热。

【方解】暑易夹湿，故本方清暑化湿并用，以芩、连、葛根清热，藿香、佩兰醒脾化湿，泽泻利水，木香行气，芍药滋阴。

【药理】现代药理研究发现，芳化汤中藿香、佩兰含有多种挥发油，可祛痰消炎，对流感病毒有直接抑制的作用；黄连、黄芩对多种病毒有较强的抑制作用，并且抗病毒范围很广。

【用法】水煎服。

【方三】青蒿扁豆汤

【出处】《新编单方验方大全》

【组成】青蒿、白扁豆各6克，连翘、云苓、西瓜翠衣各10克，通草、生甘草各3克。

【功用】清暑利湿。

【主治】中暑暑湿证。

【方解】方中以青蒿、西瓜翠衣、连翘清热，扁豆、茯苓、通草祛湿，甘草和合诸药，共收清暑利湿之功。

【药理】现代药理研究发现，青蒿扁豆汤具有消暑、解热、利尿之功。

【用法】水煎服，日1剂。

【方四】*扁豆汤*

【出处】《新编单方验方大全》

【组成】扁豆15克，薏苡仁10克，莲叶梗30克，柳叶3克。

【功用】健脾祛湿，解暑。

【主治】中暑恢复期。

【方解】方中以扁豆、薏苡仁健脾祛湿，莲叶梗、柳叶解暑，以收祛暑醒脾之功。

【药理】现代药理研究发现，扁豆汤具有消暑、解热、利尿之功。

【用法】水煎服。

9.8 腹泻

腹泻是指排便次数多于平日，粪便稀薄，水分增加，或含未消化食物或脓血。腹泻常伴有排便急迫感、肛周不适、失禁等症状。根据病理生理，腹泻可分为四类：①肠腔内渗透压增加，超过血浆渗透压，引起的高渗性腹泻；②吸收功能障碍引起的吸收障碍性腹泻；③

分泌增多引起的分泌性腹泻；④运动功能失调，蠕动亢进，引起的运动性腹泻。

腹泻属中医学“泄泻”范畴，以大便溏薄而势缓者为泄，以大便清稀如水而直下者为泻。中医学认为“泄泻之本，无不由于脾胃”，故多责之脾虚湿盛。

【方一】白术车前煎剂

【出处】《中医单方验方选》

【组成】土炒白术30克，车前子15克（包）。

【功用】健脾益气，利水止泻。

【主治】水泻。

【方解】方中以白术健脾益气，土炒后入脾；车前子利水渗湿止泻。

【药理】现代药理研究发现，白术车前煎剂具有双向调节胃肠功能、利尿等作用。

【用法】水煎服，日1剂。

【方二】三鲜饮

【出处】《中医单方验方选》

【组成】鲜藿香15克，鲜荷叶9克，鲜扁豆叶9克，六一散9克（包）。

【功用】芳香化湿，祛暑止泻。

【主治】暑热泄泻。

【方解】方中以藿香、荷叶、扁豆芳香醒脾化湿，六一散利水，上药合用，共奏芳香化湿，祛暑止泻之功。

【药理】现代药理研究发现，三鲜饮具有解暑、利尿等作用。

【用法】水煎服，日1剂。

【方三】芍甘汤

【出处】《中医单方验方选》

【组成】杭芍药90克，甘草6克。

【功用】柔肝止痛。

【主治】腹痛腹泻。

【方解】方中重用芍药养阴柔肝，缓急止痛，体现了抑木扶土的治法。

【药理】现代药理研究发现，芍甘汤具有镇痛镇静、抗炎抗溃疡、解热解痉、利尿等作用。

【用法】水煎服，日1剂。

【方四】苍术砂仁散

【出处】《山西医药杂志》

【组成】苍术、砂仁各适量。

【功用】健脾开胃，燥湿止泻。

【主治】腹泻。

【方解】方以苍术燥湿健脾，砂仁养胃，二药合用，共奏健脾开胃，燥湿止泻之功。

【药理】现代药理研究发现，苍术砂仁散具有抗炎、抗溃疡的作用。

【用法】上药共研成细末，装瓶备用。每次1～1.5克，每日3次，白开水送下。

【方五】枫叶汤

【出处】《浙江中医杂志》

【组成】枫叶（陈旧者佳）30克。

【功用】祛风，利湿，止泻。

【主治】腹泻。

【方解】方中重用枫叶一味祛风、利湿、止泻。

【药理】现代药理研究发现，枫叶汤具有抗炎、抗过敏的作用。

【用法】水煎服，日1剂。

【方六】防风汤

【出处】《浙江中医杂志》

【组成】防风15克。

【功用】祛风利湿，消炎杀菌。

【主治】慢性腹泻。

【方解】方中重用防风一味祛风利湿，消炎杀菌止泻。

【药理】现代药理研究发现，防风汤具有抗炎、抗过敏的作用。

【用法】水煎服，日1剂。

9.9 便秘

便秘是一种症状，而非疾病的名称。便秘是指便次太少，或排便不畅、费力、困难、粪便干结且量少。

中医认为便秘是大便秘结不通，排便时间延长或欲大便而艰涩不畅的一种病证。在我国古代医学中，便秘有很多名称，如“大便难”“后不利”“脾约”“闭”“阴结”“阳结”“大便秘”“大便燥结”“肠结”等。古代医家对便秘的产生原因有许多论述，认为引起便秘的原因很多，其中，便秘与肾、脾、胃、大肠、肺、气血津液、寒热虚实等均有关。

【方一】瓜蒌饮

【出处】《中医单方验方选》

【组成】瓜蒌30克，玄明粉10克。

【功用】宽胸行气，泻下通便。

【主治】老年体弱便秘。

【方解】方以瓜蒌行气宽胸，玄明粉润下通便，二药合用，共收行气通便之功。

【药理】现代药理研究发现，瓜蒌饮能增加肠蠕动。芒硝经加工处理使之失去水分，即为玄明粉。芒硝的药理作用为硫酸钠水解后产生硫酸根离子，不易被肠壁吸收，存留肠内形成高渗溶液，阻止肠内水分的吸收，从而软化大便。

【用法】水煎服，日1剂。

【方二】单味肉苁蓉汤

【出处】《中医单方验方选》

【组成】肉苁蓉30克。

【功用】润肠通便。

【主治】年老体虚便秘。

【方解】方中重用大剂量肉苁蓉温润肠道，从而起到通便之功。

【药理】现代药理研究发现，肉苁蓉具有润肠的作用。

【用法】水煎服，日1剂。

【方三】大黄麻仁饮

【出处】《中医单方验方选》

【组成】大黄6克，火麻仁15克。

【功用】通腑泄热，润肠通便。

【主治】一般便秘。

【方解】方以大黄通腑泄热，火麻仁润肠通便，二药合用，共奏泻热润肠通便之功。

【药理】现代药理研究发现，大黄麻仁饮具有消炎、抗病毒、润肠等作用。

【用法】水煎服，日1剂。

【方四】*苏子汤*

【出处】《中医单方验方选》

【组成】苏子10克，蜂蜜30克。

【功用】降气通便。

【主治】习惯性便秘。

【方解】方以苏子降气，蜂蜜润肠，二药合用，共奏降气通便之功。

【药理】现代药理研究发现，苏子汤具有润肠的作用。

【用法】苏子炒焦研碎，清晨空腹用蜂蜜送服，连服10天。

【方五】*枳实汤*

【出处】《江苏中医杂志》

【组成】枳实6~10克。

【功用】行气通便。

【主治】老年性便秘。

【方解】肠道气滞则大便不行，方以枳实行气消滞，推导大便下行。

【药理】现代药理研究发现，枳实汤具有增加肠蠕动的作用。

【用法】水煎服，日1剂。

9.10 痔疮

痔疮是由肛管和直肠末端静脉丛曲张引起的，医学上分为内痔、外痔、混合痔。此病多见于坐立过久、经常便秘或妊娠者，以内痔、外痔或块状突出为主要症状，内痔便秘时会出现便血。痔疮患者平时除注意饮食、起居规律外，不妨做提肛运动，能减轻痔疮带来的痛苦。

【方一】蝎蚕蛋

【出处】《老年报》

【组成】全蝎6克，僵蚕6克，鸡蛋适量。

【功用】理气血，除热毒。

【用法】全蝎、僵蚕（中药店有售）研成细末，共分为15份。每日早晨取新鲜鸡蛋1枚，在蛋壳上打一个小孔，将1份全蝎僵蚕粉从小孔内装入鸡蛋，搅匀后用面粉将鸡蛋上的小孔糊上，放入锅内蒸熟。服用时将鸡蛋去皮整个吃下，每天1个，连吃15天为1个疗程。如1个疗程未能痊愈，可再吃1～2个疗程，以巩固疗效。

【方二】脏连丸

【出处】《证治准绳》

【组成】黄连240克（研末）。

【功用】清热渗湿止血。

【主治】便血色鲜量多，肛内肿物外脱，可自行回缩，肛门灼热。

【用法】公猪大肠肥者一段，长36厘米，将黄连末装入大肠内，两头以线扎紧，放砂锅内，下煮酒1230毫升，慢火熬之，以酒干为度。将药肠取起，共捣为泥。每次3～9克，每天两次。

【方三】补中益气汤

【出处】《脾胃论》

【组成】黄芪18克，甘草9克，人参6克，当归3克，橘皮6克，升麻6克，柴胡6克，白术9克。

【功用】补气升提。

【主治】肛门下坠感，痔核脱出须手法复位，便血色鲜或淡。面色少华，神疲乏力，少气懒言，纳少便溏。

【用法】水煎服，日1剂。

【方四】五倍子汤熏洗法

【出处】《疡科选萃》

【组成】五倍子、朴硝、桑寄生、莲房、荆芥各30克。

【功用】活血止痛，收敛消肿。

【主治】内痔及内痔脱出或伴脱肛者。

【用法】药物加水煮沸，先熏后洗，或药液作热湿敷。

9.11 牙痛

牙痛是指牙齿因某种原因引起的疼痛，为口腔疾病中最常见的症状之一。其表现为：牙龈红肿、遇冷热刺激痛、面颊部肿胀等。牙痛大多由牙龈炎和牙周炎、龋齿（蛀牙）或折裂牙而导致牙髓（牙神经）感染所引起。

该病属中医“牙宣”“骨槽风”范畴，中医认为牙痛是外感风邪、胃火炽盛、肾虚火旺、虫蚀牙齿等原因所致。

【方一】竹叶石膏汤

【出处】《伤寒论》

【组成】竹叶15克，石膏30克，半夏9克，麦冬15克，人参6克，炙甘草6克，粳米15克。

【功用】清热生津，益气和胃。

【主治】胃热内盛，阴津受伤而致牙痛牙宣等症。

【方解】本方是由白虎汤去知母，加竹叶、人参、麦冬、半夏而成。方中竹叶、石膏清解气分邪热；人参、麦冬益气养阴；半夏和胃降逆；甘草、粳米益胃，又可使寒凉清泄而不伤中气。半夏配麦冬，燥润结合，以润制燥，使得补而不腻。本方清补兼施，邪热与气阴兼顾，可称得两全其美。

【药理】竹叶具有优良的抗菌、抗病毒等作用；石膏内服有解热、镇痉和消炎的作用；半夏具有镇咳，祛痰，镇吐，抗溃疡的作用；人参能消炎，止痛，提高机体免疫力。

【用法】将上药加水煎煮，第一煎20分钟，第二煎15分钟，每煎350毫升，放温服用，早晨饭前、晚上临睡前服下。

【方二】清胃散

【出处】《脾胃论》

【组成】生地黄6克，当归6克，牡丹皮9克，黄连6克，升麻9克。

【功用】清胃凉血。

【主治】胃火牙痛。

【方解】方用苦寒泻火之黄连为君，直泄胃腑之热。臣以甘辛微寒之升麻，一取其清热解毒，以治胃火牙痛；一取其轻清升散透发，可宣达郁遏之伏火，有“火郁发之”之意。黄连得升麻，降中寓升，则泻火而无凉遏之弊；升麻得黄连，则散火而无升焰之虞。生地黄凉血滋阴；牡丹皮凉血清热，皆为臣药。当归养血活血，以助消肿止痛，为佐药。升麻兼以引经为使。诸药合用，共奏清胃凉血之效，以使上炎之火得降，血分之热得除，于是循经外发诸症，皆可因热毒内彻而解。

【药理】生地黄有明显的抗炎作用和免疫增强作用，在机体免疫功能低下时其增强更为明显；当归对渗出性炎症有明显抑制作用，且能镇痛；牡丹皮能抗炎，解热镇痛；黄连有较强的广谱抗菌作用，能抗病毒，抗炎，解热。

【用法】作汤剂，水煎服，日1剂。

【方三】玉女煎

【出处】《景岳全书》

【组成】石膏9～15克，熟地黄9～30克，麦冬6克，知母5克，牛膝5克。

【功用】清胃热，滋肾阴。

【主治】胃热阴虚之牙痛。

【方解】方中石膏辛甘大寒，清阳明有余之火而不损阴，故为君药。熟地黄甘而微温，以滋肾水之不足，用为臣药。君臣相伍，清火壮水，虚实兼顾。知母苦寒质润、滋清兼备，一助石膏清胃热而止烦渴，一助熟地黄滋养肾阴；麦冬微苦甘寒，助熟地黄滋肾，而润胃燥，且可清心除烦，二者共为佐药。牛膝导热引血下行，且补肝肾，为佐使药，以降上炎之火，止上溢之血。

【药理】石膏有解热，消炎的作用；熟地黄能增强免疫功能；麦冬对多种细菌有抑制作用；知母煎剂对葡萄球菌、伤寒杆菌有较强的抑制作用，对痢疾杆菌、副伤寒杆菌、大肠杆菌、枯草杆菌、霍乱弧菌也有抑制作用；牛膝能促进炎性肿胀消退。

【用法】水煎服，煎七分，温服或冷服。

【按语】大便溏泻者，不宜用本方。

【方四】清香散

【出处】《普济方》

【组成】川芎、藁本各30克，防风、羌活各6克，细辛9克，白芷30克，甘草15克。

【功用】祛风散寒止痛。

【主治】风冷牙痛。

【方解】方中藁本、防风祛风散寒，胜湿止痛，白芷解表散风，通窍止痛，尤擅除阳明经风湿之邪；细辛芳香走窜，能祛风寒，止疼痛；羌活辛温发表力强，有散寒祛风，胜湿止痛之功；川芎活血行气，祛风止痛。

【药理】羌活、细辛有抗炎、镇痛的作用；藁本有抗菌、镇痛的作用；白芷对大肠杆菌、痢疾杆菌、伤寒杆菌、绿脓杆菌有一定的抑制作用；以上各药均有镇痛作用。

【用法】上为细末。每服9克，食后用清茶调服。如痛甚者，加黑锡丹30粒。每日两次。

【方五】翘荷汤

【出处】《温病条辨》

【组成】薄荷4.5克，连翘4.5克，生甘草3克，黑栀皮4.5克，桔梗9克，绿豆皮6克。

【功用】清热肃肺止痛。

【主治】燥气化火上灼齿牙而致疼痛者。

【方解】薄荷疏散风热，清利头目；连翘苦寒，苦能泻火，寒能清热，长于清心火，散上焦风热；黑栀皮偏于达表而祛肌肤之热；绿豆皮清热解毒；桔梗辛散苦泄，宣肺利咽开音。

【药理】薄荷有抑菌作用，能消炎、止痛；连翘有广谱抗菌作用，对金黄色葡萄球菌有很强的抑制作用，且有抗炎作用；栀子能解热、镇痛；桔梗有镇痛作用。

【用法】将上药以水400毫升煮取200毫升，顿服之。每日两剂，甚者每日3剂。

9.12 口腔溃疡

口腔溃疡，也叫口疮，就是口内生疮，即边缘色红，中心是黄绿色的溃烂点，疼痛剧烈，流口水，常伴口臭、口干、尿黄、大便干结等症状。轻的口疮只溃烂一两处，重的口疮可扩展到整个口腔，甚至引起发烧和全身不适。

口腔溃疡的病因很不明确，可能与精神因素、病毒感染、缺少维生素、过度疲劳等有关，因此治疗应综合进行。此外，口腔溃疡也被认为与遗传、激素等因素有关。

中医学认为：本病的发生与肝肾不足、气阴亏虚、外感湿热等密切相关，久之，湿热与气血相搏，湿、毒、瘀相互交结，致本病反复发作，迁延难愈。同时食积、肉积、水积、气积等所致内分泌失调与脏腑功能失调，肠胃功能紊乱，免疫力下降，病菌病毒破坏口腔分泌腺体，并破坏了口腔黏膜，亦是导致本病发生的主要原因。

【方一】珍宝散

【出处】《丹台玉案》卷三

【组成】珍珠9克，硼砂、青黛各3克，冰片1.5克，黄连6克。

【功用】清热消肿，祛腐敛疮。

【主治】口舌生疮，疼痛而影响饮食者。

【方解】方中珍珠外用可燥湿敛疮，硼砂、青黛、冰片可以清热解毒止痛，并配以黄连以清热燥湿消肿，诸药合用共奏清热解毒，消肿止痛，祛腐敛疮之功。

【药理】现代药理研究发现冰片局部应用对感觉神经有轻微刺激，有一定的止痛及温和的防腐作用；硼砂对皮肤黏膜有收敛保护作用和抑制某些细菌生长的作用；青黛对金黄色葡萄球菌、炭疽杆菌、志贺氏痢疾杆菌、霍乱弧菌等有抗菌作用。

【用法】上药共为细末。每次取0.2克涂患处，每日两次。

【方二】辰砂定痛散

【出处】《外科大成》

【组成】（煅）软石膏30克，胡黄连0.6克，辰砂1.5克，冰片0.6克。

【功用】清热解毒，消肿止痛。

【主治】口疮伴身热口渴，大便干燥，小便黄赤者。

【方解】方中煅石膏，冰片、辰砂可清热泻火，解毒止痛，收敛生肌，配以胡黄连清胃肠湿热及下焦湿火蕴结，诸药相配可清热止痛。

【药理】药理研究发现辰砂外用能抑制或杀灭皮肤细菌和寄生虫，并有解毒防腐的作用；石膏能增强家兔肺泡巨噬细胞对白色葡萄球菌及胶体金的吞噬能力，并能促进吞噬细胞的成熟；冰片局部应用有一定的止痛及温和的防腐作用；胡黄连的根提取物有抗菌作用。

【用法】上药共为细末。每次取0.2克涂于口疮处。每日3次。

【方三】加味葛根承气汤

【出处】《陕西中医》

【组成】葛根10～30克，大黄5～15克，芒硝5～10克，炙甘草3～10克。

【功用】清热泻火。

【主治】小儿口疮，伴口渴、便秘、舌红、脉弦滑者。

【方解】方中葛根甘凉，于清热之中又能鼓舞胃气上升，而有生津止渴之功；配以大黄、芒硝苦寒之品，苦能降，能使上炎之火下泄，具清热泻火、荡涤胃肠积滞的作用；炙甘草可以清热解毒又可调和药性。全方共奏清热泻火解毒之功。

【药理】现代药理研究表明葛根具有明显的解热作用，大黄有抗感染的作用，对多种革兰氏阳性和阴性细菌均有抑制作用，其中最敏感的为葡萄球菌和链球菌，其次为白喉杆菌、伤寒和副伤寒杆菌、肺炎双球菌、痢疾杆菌等，对流感病毒也有抑制作用；甘草有抗炎、抗过敏的作用，能保护发炎的咽喉和气管黏膜。

【用法】水煎服。每日1剂。

【方四】黄连升麻散

【出处】《千金要方》

【组成】升麻45克，黄连23克。

【功用】清热解毒。

【主治】口疮伴口气热臭者。

【方解】方中升麻甘寒，清热解毒，尤善清解阳明热毒；黄连泻火解毒，尤擅清心经实火，并可疗疮毒。

【药理】现代研究发现黄连有很广的抗菌范围，对痢疾杆菌、大肠杆菌、结核分枝杆菌、葡萄球菌、溶血性链球菌、肺炎双球菌等均有较显著的抑制作用，对钩端螺旋体、阿米巴原虫、滴虫、流感病毒及多种致病性皮肤真菌也有抑制作用；升麻对结核分枝杆菌、金黄色葡萄球菌、白色葡萄球菌和卡他球菌有中度抗菌作用，其提取物具有解热、抗炎、镇痛、抗惊厥的作用。

【用法】上药为末。每次取3～4克含服或开水冲服，每日3次。